Biofeedback und Neurofeedback

Fortschritte der Psychotherapie
Band 88

Biofeedback und Neurofeedback

Prof. Dr. Alexandra Martin, Prof. Dr. Jennifer Schmidt

Alexandra Martin
Jennifer Schmidt

Biofeedback und Neurofeedback

hogrefe

Prof. Dr. Alexandra Martin, geb. 1969. 1990-1996 Studium der Psychologie in Marburg. 1999 Approbation als Psychologische Psychotherapeutin (Verhaltenstherapie). 2000 Promotion. 2001-2007 Wissenschaftliche Assistentin an der Universität Marburg. 2006 Habilitation. 2008-2012 Professorin für Psychosomatische Medizin (Psychotherapieforschung) an der Universität Erlangen-Nürnberg. Seit 2004 Supervisorin in der postgradualen Ausbildung von Psychotherapeutinnen und Psychotherapeuten. Seit 2012 Professorin für Klinische Psychologie und Psychotherapie an der Bergischen Universität Wuppertal und dort Leiterin der psychotherapeutischen Universitätsambulanz.

Prof. Dr. Jennifer Schmidt, geb. 1985. 2005-2010 Studium der Psychologie in Wuppertal. 2010–2015 Research Associate/Research Manager bei psyrecon research & consulting – Institut für angewandte Psychophysiologie GmbH, Wuppertal. 2015-2018 Wissenschaftliche Mitarbeiterin am Lehrstuhl für Klinische Psychologie und Psychotherapie der Universität Wuppertal. 2017 Promotion. 2018-2021 Professorin für Angewandte Psychologie (Schwerpunkte: Gesundheitspsychologie, Allgemeine und Biologische Psychologie) an der HSD Hochschule Döpfer University of Applied Sciences Köln. Seit 2021 Professorin für Gesundheitspsychologie und Forschungsmethoden an der FH Münster – University of Applied Sciences.

Bibliografische Information der Deutschen Nationalbibliothek
Die Deutsche Nationalbibliothek verzeichnet diese Publikation in der Deutschen Nationalbibliografie; detaillierte bibliografische Daten sind im Internet über http://dnb.dnb.de abrufbar.

Hogrefe Verlag GmbH & Co. KG
Merkelstraße 3
37085 Göttingen
Deutschland
Tel. +49 551 999 50 0
Fax +49 551 999 50 111
info@hogrefe.de
www.hogrefe.de

Satz: ARThür Grafik-Design & Kunst, Weimar
Druck: mediaprint solutions GmbH, Paderborn
Printed in Germany
Auf säurefreiem Papier gedruckt

1. Auflage 2023

(E-Book-ISBN [PDF] 978-3-8409-2229-9; E-Book-ISBN [EPUB] 978-3-8444-2229-0)
ISBN 978-3-8017-2229-6
https://doi.org/10.1026/02229-000

Inhaltsverzeichnis

1 Beschreibung

Biofeedback ist ein verhaltenstherapeutischer Behandlungsansatz, der zu den Selbstregulationsmethoden gehört. Das Neurofeedback ist eine spezifische Variante des Biofeedbacks zur Regulation der Gehirnaktivität. Seit den 1970er Jahren ist Biofeedback zur Behandlung verhaltensmedizinischer und psychischer Störungen etabliert, die mit einer spezifischen, symptomverursachenden oder -fördernden Körperaktivität einhergehen (z. B. muskuläre Verspannungen bei Schmerzstörungen, abnorme Gehirnaktivität bei Epilepsie etc.). Grundprinzip ist die Messung, Rückmeldung und Regulation dieser physiologischen Aktivität mithilfe entsprechender technischer Geräte. Aus der Erkenntnis, dass Körperfunktionen mithilfe eines solchen Feedbacks der Biosignale veränderbar sind, wurde die Methode in den 1970er/1980er Jahre optimistisch bis euphorisch in der psychophysiologischen Forschung und klinischen Anwendung aufgegriffen.

Dennoch hat Biofeedback bis heute nur punktuell Einzug in die Versorgungspraxis gefunden. Das mag beispielsweise daran liegen, dass nicht jedem Therapeuten[1] z. B. der Kosten-Nutzen-Aspekt für den Einsatz der technischen Mess- und Feedbackapparaturen sowie entsprechender Weiterbildungen ersichtlich wird. Auch in der wissenschaftlichen Biofeedback-Forschung wurden unter anderem der Mehrwert der Methode gegenüber anderen aktiven Behandlungen sowie ihre Wirkmechanismen und mögliche Placebo-Effekte kontrovers diskutiert. Demgegenüber stehen jedoch vielfältige klinische Studien und Metaanalysen, welche die gute Wirksamkeit von Biofeedback bei verschiedenen Störungsbildern belegen, insbesondere auch bei Indikationsbereichen, die anderen psychotherapeutischen Methoden schwer zugänglich sind (z. B. Migräne oder Entleerungsstörungen). Zudem wurde Biofeedback in die Leitlinien zur Behandlung einiger somatischer und psychischer Störungen aufgenommen (z. B. Kopfschmerz von Spannungstyp, Chronischer Rückenschmerz, Aufmerksamkeitsdefizit-/Hyperaktivitäts-Störung [ADHS]). Durch die fortschreitenden technischen Entwicklungen wird Biofeedback-Equipment heute zunehmend anwenderfreundlicher und erschwinglicher, so dass es gerade in der aktuellen Forschung und Praxis ein „Revival" erlebt.

1 Aus Gründen der besseren Lesbarkeit wird in diesem Buch das generische Maskulinum verwendet. Sofern nicht anders gekennzeichnet, sind damit jederzeit Menschen aller Geschlechter gemeint.

Dies begünstigt Evidenznachweise und Untersuchungen neuer Anwendungsfelder mit vielversprechendem Potenzial.

Biofeedback als Methode, die mit neuen Erkenntnissen aus Psychologie, Medizin und durch technische Innovationen spannende Anwendungsoptionen eröffnet

In diesem Buch möchten wir einen Überblick über die Methoden des Bio- und Neurofeedbacks gerade auch jenen Psychotherapeuten geben, die bisher wenig mit der Methode vertraut sind. Einführend wird beschrieben, was unter Biofeedback zu verstehen ist, bei welchen Anwendungsfeldern es sich bewährt hat und auf welchen Wirkmechanismen diese therapeutische Methode basiert. Typische Feedbackmodalitäten und die grundlegende Struktur der Biofeedback-Anwendungen werden beschrieben. Weiter vertieft wird die Anwendung von Biofeedback anhand spezifischer Anwendungsbeispiele. Die Übersicht über die Evidenz zur Wirksamkeit von Biofeedback soll helfen, entsprechende Behandlungsentscheidungen treffen zu können. Insgesamt hoffen wir, mit den Ausführungen den Einstieg in die Anwendung von Biofeedback in der klinisch-psychologischen Praxis zu fördern. Diese Methode der angewandten Psychophysiologie stellt aus unserer Sicht eine wertvolle Ergänzung zu klassischen psychotherapeutischen Methoden und ihren Indikationsgebieten dar.

1.1 Bezeichnung

Biofeedback basiert auf der Rückmeldung von Biosignalen

Der Begriff Biofeedback setzt sich zusammen aus „Feedback" von sogenannten „Bio"-Signalen. Damit subsumiert die Bezeichnung Biofeedback sowohl Methoden des peripherphysiologischen Feedbacks (z.B. der Muskel- und Herz-Kreislauf-Aktivität) als auch des neurophysiologischen Feedbacks der Gehirnaktivität. Während einige Autoren bei Verwendung peripherphysiologischer Rückmeldesignale von Biofeedback und bei Verwendung neurophysiologischer Rückmeldesignale von Neurofeedback sprechen, verwenden wir in der Regel den Begriff „Biofeedback" im Sinne des generelleren Oberbegriffs (und vermerken nur spezifisch, wenn eine Abgrenzung zwischen Bio- und Neurofeedback sinnvoll ist).

Visuelles, auditives oder taktiles Feedback ist möglich

Biofeedback stellt eine Methode dar, die es einer Person ermöglicht, *Selbstkontrolle über körperliche Vorgänge* zu erlernen. Beim Biofeedback werden körperliche Prozesse gemessen und dem Patienten als wahrnehmbares Signal zurückgemeldet. Diese Rückmeldung kann über ein visuelles, akustisches oder taktiles Feedback geschehen, wobei sich die Modalitäten auch kombinieren lassen. Für die Messung werden geeignete Messfühler, Signalverstärker und Computerprogramme genutzt. Bereits kleine Veränderungen des gemessenen Signals in die jeweils erwünschte Richtung werden erfasst und verstärkt. Beispielsweise wird das Ansteigen der Hauttemperatur einer Person, als messbares Zeichen einer Entspannungsreaktion, während eines Entspannungstrainings mit einer proportional immer leiser werdenden Tonfolge „hörbar" oder über eine visuell präsentierte ansteigende Kurve „sichtbar" gemacht. Zusammenhänge zwischen Veränderungen der rückgemeldeten physiologischen Vorgänge und somatischen oder mentalen Begleiterscheinungen können hergestellt werden, indem die Messwerte kontinuierlich aufgenommen und nahezu verzögerungsfrei zurückgemeldet werden.

Zu den zurückgemeldeten Körpersignalen zählen autonome Maße, wie z.B. Hauttemperatur, Herzfrequenz, Blutdruck und elektrodermale Aktivität, aber auch elektromyographische Signale (EMG) und zentralnervöse Parameter, sind erfassbar, beispielsweise über die Elektroenzephalographie (EEG). Über diese Feedbackanordnung wird wiederholt sichtbar gemacht, wenn eine Veränderung im Verhalten oder Erleben der Person eine Veränderung in den Biosignalen und damit der gemessenen körperlichen Aktivität bewirkt. Der Patient kann so die Wirksamkeit seiner eigenen Strategien zur Veränderung nachvollziehen und so Kontrolle über seine Körperaktivität erwerben. Die Kontrolle über körperliche bzw. physiologische Funktionen wird zunächst mithilfe des zurückgemeldeten Signals erworben. Ziel ist es jedoch, dass die Person diese Selbstkontrolle auch ohne das Feedback und ohne externe Instrumente ausüben bzw. aufrechterhalten kann, um damit ihre Beschwerden direkt (z.B. Blutdrucksenkung bei Hypertonie) oder indirekt (z.B. durch Förderung genereller Entspannungsfähigkeit) zu verbessern. Eine klassische Anordnung ist in Abbildung 1 dargestellt.

Verschiedene Körperreaktionen können zurückgemeldet werden

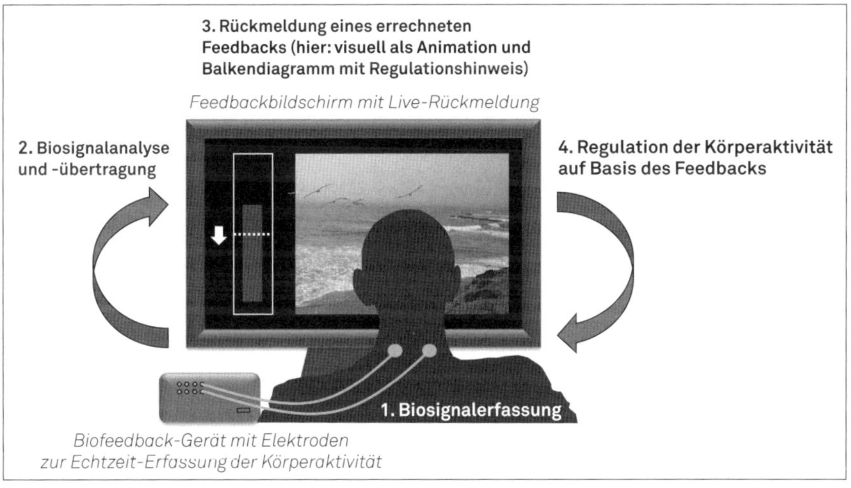

Anmerkung: (1) Im ersten Schritt werden die gewählten Biosignale über Sensoren/Elektroden erfasst und an ein Biofeedback-Gerät geleitet. (2) Die Signale werden in einen Feedback-Parameter umgerechnet, (3) der dem Patienten in Echtzeit zurückgemeldet werden kann. In diesem Beispiel erfolgt die Rückmeldung in Form einer Strandanimation (rauschende Wellen), die stoppt, wenn das Feedbacksignal einen festgesetzten Grenzwert überschreitet. Dieser wird dem Patienten ebenfalls als Balkendiagramm mit einer Regulationsanweisung präsentiert (links). (4) Durch das Feedback erhält der Patient die Möglichkeit, seine Körperaktivität bewusst oder unbewusst zu verändern und wird dabei durch das Feedback bestärkt.

Abbildung 1: Der prinzipielle Aufbau der Biofeedback-Anordnung.

Merke

Das Grundprinzip von Biofeedback besteht in der Erfassung von körperlichen Vorgängen und deren kontinuierlicher und nahezu verzögerungsfreier Rückmeldung in Form von wahrnehmbaren (zumeist visuellen oder akustischen) Signalen. Biofeedback ermöglicht es, Kontrolle über bestimmte körperliche Vorgänge zu erlernen. Ziel ist immer die Selbstkontrolle ohne apparative Hilfen.

Fallbeispiel: Frau K. – Kopfschmerzen

Die 24-jährige Patientin Frau K. berichtete zu Therapiebeginn unter sehr häufigen Kopfschmerzepisoden zu leiden, die zwar in ihrer Intensität schwankten (auf einer numerischen Schmerzratingskala von 0 bis 10 durchschnittlich bei 5, in ihren Spitzen bis zu 8), sie jedoch aufgrund der Häufigkeit (durchschnittlich 1 Episode pro Woche) und deren Dauer (bis zu 3 Tagen) erheblich in den Alltagsfunktionen behinderten. Zwischenzeitlich sei sie sehr verzweifelt, da sie aufgrund akuter Schmerzen auch oftmals von den Kursen ihres Lehramtsstudiums fernbliebe und Angst habe, das Studium am Ende deswegen nicht zu schaffen. Sie habe schon bemerkt, dass es „mit den Schmerzen eher schlimmer werde, wenn sie sich so unter Druck setze und in Sorgen und Grübeleien verfalle“. Allerdings habe sie bisher keinen Weg gefunden, mit der psychischen und körperlichen Anspannung sowie den Schmerzen gut umgehen zu können. Die Kopfschmerzmedikation (überwiegend Ibuprofen, Paracetamol) wolle sie auch nicht jedes Mal nehmen, die anfängliche Wirkung habe in den letzten Jahren nachgelassen.

Die Kopfschmerzsymptomatik habe vor ca. 5 Jahren schleichend begonnen und sich dann mit zunehmender Episodenfrequenz verfestigt. Anamnestisch lässt sich eruieren, dass die Beschwerden begonnen hatten als sie ihren Leistungssport aufgeben musste, nachdem sie aufgrund einer Sportverletzung (Knie) nicht in die Spitzengruppe ihres Landesverbands aufgenommen wurde. Das Lehramtsstudium habe sie begonnen, nachdem klar war, dass sie ihre Sportkarriere aufgeben musste. Bis heute hadere sie mit der Entwicklung, auch wenn ihr das Studium an sich gefiele.

Mit der Patientin wurde eine ambulante verhaltenstherapeutische Kurzzeittherapie auf Basis der Behandlungsdiagnosen „Chronischer Kopfschmerz vom Spannungstyp (G44.2)“ und „Psychologische Faktoren bei anderenorts klassifizierten Krankheiten (F54)“ durchgeführt. In dieser Behandlung fanden acht Sitzungen mit Biofeedback statt. In der psychophysiologischen Diagnostik stellte sich ein deutlich erhöhtes Grundanspannungsniveau der Muskulatur im Schulter-Nacken-Bereich (Frequenzbereich: 25 bis 1000 Hz; im Sitzen: oberer Trapezius: 12 bis 14 μV) heraus ebenso wie eine deutlich verzögerte Erholungsreaktion nach Einsatz von emotionalen Stressprovokationstests. Dabei konnte die Patientin zu Beginn verschiedene Anspannungsgrade kaum wahrnehmen. In den ersten Biofeedback-Sitzungen bestand der Schwerpunkt darin, verschiedene potenzielle Auslösefaktoren auszutesten, wobei Frau K. deutlich wurde, dass „Leistungsstressoren“ nicht nur Angst, sondern besonders auch die muskuläre Anspannung verstärkte. Sie erkannte, dass ihr Anspruch „alles besonders gutmachen zu müssen“ mit einer anhaltend hohen körperlichen Aktivierung verbunden war. In den Folgesitzungen erlebte sie, wie sie mithilfe der Rückmeldung des EMG sukzessive ihre muskuläre Anspannung lösen konnte (Grundanspannung im Schulter-Nacken-Bereich abschließend bei 4 bis 6 µV), und innerhalb von wenigen Wochen die Intensität und Häufigkeit der Kopfschmerzepisoden abnahm. Zum Ende der Biofeedback-Sitzungen berichtete sie, noch hin und wieder Kopfschmerzen (durchschnittlich 1 Episode pro Monat) zu erleben, bei denen sie dann aktiv die erlernten Strategien zur Entspannung der Muskulatur einsetzte. Frau K. erlebt eine deutlich gesteigerte Selbstwirksamkeitserwartung hinsichtlich des Umgangs mit ihren körperlichen Beschwerden und fühlte sich ganz „beflügelt“, neben ihrem Studium wieder mehr mit Freundinnen zu unternehmen. In der Psychotherapie wurden darüber hinaus kognitive Techniken zum Umgang mit den perfektionistischen Ansprüchen und selbstabwertenden Schemata eingesetzt und weitere Maßnahmen für eine bessere Selbstfürsorge entwickelt.

1.2 Ziele und Indikationsbereiche

Biofeedback ermöglicht Kontrolle über Körperreaktionen

Das vorrangig benannte Ziel von Biofeedback besteht darin, dass eine Person *Kontrolle über die physiologischen Vorgänge* erwirbt, die unmittelbar oder mittelbar für die Aufrechterhaltung oder Entstehung einer bestimmten Symptomatik relevant sind. Beispiele hierfür sind die Verringerung dysfunktionaler Muskelanspannung bei einigen chronischen Schmerzsyndromen, die Verengung von Blutgefäßen (Vasokonstriktionstraining) bei Migräne oder die Steigerung der mit Aufmerksamkeit assoziierten Gehirnaktivität (Beta-Wellen) in Neurofeedbackbehandlungen der ADHS. Auch kann Biofeedback herangezogen werden, um die allgemeine Entspannungsfähigkeit zu verbessern, wie es bei zahlreichen psychischen und psychosomatischen Beschwerdebildern indiziert erscheint.

Biofeedback steigert Selbstwirksamkeitsüberzeugungen

Die erfolgreiche Kontrolle über die physiologischen Signale kann nicht nur mit einer unmittelbaren symptomatischen Verbesserung einhergehen, sondern auch einen Zuwachs der eigenen Kontrollüberzeugung bewirken. Gerade der Aufbau einer adäquaten *Selbstwirksamkeitsüberzeugung* kann bei chronischen

Beschwerden ein wichtiges Ziel der Therapie darstellen, wenn die Überzeugung, den eigenen Beschwerden hilflos ausgeliefert zu sein, stark ausgeprägt ist und passive Veränderungserwartungen bestehen. Auf diese Weise kann es – vermittelt durch den verstärkten Einsatz günstigen Bewältigungsverhaltens – einerseits zu einer Verbesserung des körperlichen Befindens und andererseits zu einer Verbesserung der Stimmung kommen. Beispielsweise wurde bei chronischen Rückenschmerzen und bei Kopfschmerzen gezeigt, dass sich mit Biofeedback nicht nur die Schmerzintensität, sondern auch die Selbstwirksamkeit und Depressivität verbesserten, und diese Veränderungen teilweise sogar größer ausfielen als in Vergleichsbehandlungen (Hoffman, Chatkoff, Papas & Kerns, 2007; Nestoriuc, Martin, Rief & Andrasik, 2008a).

Biofeedback vermittelt ein psychophysiologisches Krankheitsmodell

Zusätzlich zu den genannten Einsatzmöglichkeiten bietet sich Biofeedback auch an, um ein biopsychosoziales Krankheitsverständnis zu fördern. Das subjektive Krankheitsmodell von Patienten mit chronischen körperlichen Beschwerden ist häufig sehr somatisch geprägt, körperliche Missempfindungen werden beispielsweise als Krankheitsanzeichen fehlinterpretiert, auch wenn im Rahmen der ärztlich-medizinischen Abklärung kein spezifischer Krankheitsfaktor bzw. keine das Ausmaß der Beschwerden erklärende organische Ursache festgestellt werden konnte (z. B. bei somatoformen Störungen, Panikstörung). Gerade bei diesen Patienten, die primär nach einer medizinischen Behandlung suchen und die zur Psychotherapie „geschickt" werden, ohne dies nachvollziehen zu können, ist es bedeutsam, ein *Verständnis psychophysiologischer Zusammenhänge* zu vermitteln, um damit ein um psychische Wirkfaktoren *erweitertes Krankheitsmodell* aufzubauen. Dieses kann eine erste Basis sein, um gemeinsam mit dem Patienten weitere nachvollziehbare Therapieziele (z. B. Verbesserung der Entspannungsfähigkeit, Stressbewältigung, Veränderung von Bewertungsmustern) abzuleiten. Auf diese Weise kann der *Einstieg in die Psychotherapie gefördert* werden, da mögliche Vorbehalte des Patienten gegenüber einer Psychotherapie über die neu erkannten psychischen Einflussfaktoren auf sein körperliches Symptombild reduziert werden können.

Übergeordnete Ziele von Biofeedback

- Wahrnehmung für körperliche Veränderungen verbessern.
- Kontrolle über physiologische/körperliche Vorgänge erwerben.
- Verbesserung der Selbstwirksamkeitsüberzeugung durch das erfolgreiche Anwenden aktiver Bewältigungsstrategien.
- Erweiterung des subjektiven Erklärungsmodells für die eigenen Beschwerden (Entwicklung eines psychophysiologischen Krankheitsmodells).

Die Biofeedback-Therapie findet nicht nur in den „klassischen Domänen" der Psychotherapie, wie z. B. in der Behandlung von Angststörungen, oder bei unzureichenden Stressbewältigungsstrategien Einsatz, sondern kann gerade auch bei psychosomatischen und körperlichen Beschwerdebildern wie Bruxismus, Inkontinenz, Schmerzstörungen oder in der neuromuskulären Rehabilitation beispielsweise bei Lähmungen nach Schlaganfall angewandt werden. Der bislang häufigste Einsatzbereich des Neurofeedbacks ist die therapeutische Anwendung bei ADHS, wobei eine Reihe weiterer Anwendungen infrage kommen (vgl. Tabelle 1). Im nicht klinischen Bereich wird Neurofeedback u. a. zur Förderung von Spitzenleistungen (Sport, Musik) und Biofeedback in der betrieblichen Gesundheitsvorsorge zur Prävention von muskuloskelettalen Beschwerden bei Bildschirmtätigkeit eingesetzt.

Breiter Anwendungsbereich für Biofeedback

Tabelle 1: Indikationsbereich für Bio- und Neurofeedback (*Anmerkung:* Alphabetische Reihung der Störungsbilder)

Biofeedback	• Bruxismus • Chronische Schmerzsyndrome mit Beteiligung von muskulärer Anspannung (z. B. Kopfschmerzen vom Spannungstyp, chronische Wirbelsäulensyndrome, temporomandibuläre Schmerzsyndrome, atypischer Gesichtsschmerz) • Depressive Symptomatik • Essentielle Hypertonie • Migräne sowie bei Störungen der peripheren Gefäßdilatation (Morbus Raynaud) • Neuromuskuläre Rehabilitation (z. B. Lähmungen nach Schlaganfall, Gleichgewichtsstörungen nach Schlaganfall, Fehlhaltungen des Bewegungsapparates) • Sexuelle Funktionsstörungen (Dyspareunie, Vaginismus) • Somatische Belastungsstörungen/Somatoforme Störungen • Störungen des Gastrointestinal- und Urogenitaltraktes (z. B. Harn- und Stuhlinkontinenz, chronische Obstipation, Reizdarmsyndrom, Schmerzen im Bereich der Beckenbodenmuskulatur) • Tinnitus
Neurofeedback	• Angst- und Belastungsstörungen • Aufmerksamkeitsdefizit-/Hyperaktivitätsstörung (ADHS) • Epilepsie • Migräne • Schlafstörungen • Substanzbezogene Störungen • Tinnitus

Bei einigen dieser Anwendungsgebiete stellt Biofeedback eine primäre bzw. wesentliche Intervention im Rahmen der Behandlung dar, bei anderen Indikationsbereichen ist Biofeedback Teil eines multimodalen Therapieprogramms.

2 Theoretische Grundlagen

2.1 Wirkmechanismen

Operantes Konditionieren als zentraler vermuteter Wirkmechanismus des Biofeedbacks

Der grundlegende angenommene Wirkmechanismus (vgl. Tabelle 2) des Biofeedbacks ist die operante Konditionierung. Die dysfunktionale körperliche Aktivität, welche als Auslöser für Symptome und Beschwerden betrachtet wird, wird hierbei durch die Ableitung der Biosignale in Echtzeit zunächst sichtbar gemacht. Wendet der Patient nun – bewusst oder unbewusst – eine Strategie an, welche das Körpersignal in eine günstige Richtung beeinflusst (z. B. gezielte Entspannung der Nackenmuskulatur, bestimmte Atemtechniken oder veränderte Aufmerksamkeitsprozesse mit einhergehender Gehirnaktivität), wird diese Strategie durch das Feedback positiv verstärkt.

Tabelle 2: Wirkmechanismen von Biofeedback

Wirkmechanismen	Erläuterung
Operante Konditionierung	Eine physiologische Funktionsänderung tritt häufiger oder stärker als zuvor auf, wenn sie kontingent zurückgemeldet wird und das Feedbacksignal die Funktion eines positiven Verstärkers besitzt.
Klassische Konditionierung	Die wiederholte Kopplung von positivem Feedback und erwünschten physiologischen Zuständen führt zu einer automatischen Regulation der physiologischen Aktivität bei Konfrontation mit Indikatoren positiven Feedbacks.
Verbesserung der Interozeption	Mittels Biofeedback werden nicht oder nicht hinreichend wahrnehmbare physiologische Prozesse der bewussten Wahrnehmung zugänglich gemacht. Die Selbstkontrolle körperlicher Prozesse gelingt aufgrund der verbesserten Interozeption.
Selbstwirksamkeitserwartung	Die Erfahrung der erfolgreichen Kontrolle biologischer Funktionen bewirkt eine Stärkung der Selbstwirksamkeitserwartung und Reduktion der Hilflosigkeit. Dies begünstigt den Einsatz adäquater Bewältigungsstrategien, die zur symptomatischen Veränderung führen.

Regeln des Operanten Konditionierens gelten auch für Biofeedback

In Einklang mit den Annahmen des operanten Konditionierens soll daher das förderliche Verhalten bei wiederholter kontingenter Verstärkung häufiger auftreten. Wie auch bei anderen Konditionierungsprozessen ist ein kontingentes und möglichst verzögerungsfreies Feedback wichtig für einen entsprechenden Lernerfolg. Durch wiederholte Übung in mehreren Sitzungen werden die gelernten Verhaltensassoziationen etabliert. Die Veränderung der Körperaktivität durch die trainierten Strategien wirkt sich in Folge positiv auf die Symptome des Störungsbildes aus.

Psychophysiologisches Lernen als Grundlage zur Veränderung von Körperreaktionen

Solche Lernprozesse auf der Ebene der körperlichen bzw. physiologischen Reaktionsmuster des „psychophysiologischen Lernens" wurden bereits in den 1960er Jahren in psychophysiologischen Grundlagenstudien demonstriert und befruchteten damit die Entwicklung des Biofeedbacks als therapeutische Intervention (z. B. Miller, 1969; Kamiya, 1969). Auch heute gilt dieses Wirkprinzip als ursprünglicher und zentraler Mechanismus, auch wenn inzwischen weitere Wirkmechanismen postuliert und geprüft wurden (z. B. Gaume et al. 2016; Sherlin et al. 2011).

Klassisches Konditionieren als weiterer automatisierter Wirkmechanismus

Neben dem operanten Konditionieren gilt das Assoziationslernen über klassische Konditionierungsprozesse als weiterer Wirkmechanismus. Die wiederholte Kopplung der gewünschten körperlichen Reaktion an ein positives Feedback kann zukünftig bei Konfrontation mit einem konditionierten Stimulus bzw. Hinweisreiz (z. B. eine Abbildung des Feedback-Bildschirms bei positivem Feedback oder die entsprechende auditive Rückmeldung) automatisiert und ohne eine notwendigerweise willentlich eingesetzte Strategie zu einer Anpassung der körperlichen Aktivität führen. Auch solche klassisch konditionierten Reaktionen in physiologischen Parametern ließen sich bereits in der EEG-Forschung nachweisen (vgl. Sherlin et al., 2011) und dienen heute zum Beispiel dem Transfer der Biofeedback-Effekte in den Alltagskontext.

Verbesserte Körperwahrnehmung (Interozeption) als Grundlage zur Regulation der Körperaktivität

Neben den genannten physiologischen Lernprozessen spielen jedoch auch kognitive Prozesse eine Rolle für die Behandlungseffekte des Biofeedbacks. Im Zuge der kognitiven Wende der Verhaltenstherapie in den 1970er Jahren wurden verstärkt Prozesse der inneren Verarbeitung (z. B. Wahrnehmung, Erwartungen oder Einstellungen) eines Individuums betont, um funktionales bzw. dysfunktionales Verhalten eines Individuums zu verstehen. Parallel dazu wurde „kognitives Lernen" als Wirkprinzip von Biofeedback beschrieben. Demnach wird davon ausgegangen, dass kognitive Veränderungen entscheidend mit Therapieerfolgen zusammenhängen, indem sie das Bewältigungsrepertoire und -verhalten einer Person verändern. Auf der Ebene der Wahrnehmung umfasst dies beispielsweise eine Verbesserung der eigenen Körperwahrnehmung, der sogenannten Interozeption, durch Biofeedback (Gannon, 1977). Vielen Patienten fehlt der bewusste Zugang zur Wahrnehmung ihrer Körperaktivität (z. B. Quadt, Critchley & Garfinkel, 2018). Sie nehmen beispielsweise einen stark erhöhten oder ungünstigen Muskeltonus (z. B. Schonhaltungen oder ein zu geringer Muskeltonus der Beckenbodenmuskulatur) oder eine hohe Herzfrequenz selbst nicht wahr und finden keinen Zugang, um bewusst auf ihren Körper einzuwirken und die dysfunktionale Aktivität zu verändern. Das Sichtbarmachen der für das Störungsbild relevanten Körperaktivität ist daher ein möglicher Zugang, die eigene Körperaktivität erstmals wahrnehmen und einordnen zu können. So bemerken Patienten möglicherweise erstmals, wie sich eine Muskelanspannung, ein schnell schlagendes Herz oder ein „unaufmerksames Gehirn" subjektiv anfühlt, und auch, wie sich eine Veränderung der dysfunktionalen körperlichen Aktivität subjektiv äußert, die parallel per Biofeedback abgebildet wird. Entsprechend können die Patienten nach der Wahrnehmung auch besser Einfluss auf die Köperaktivität nehmen.

Wichtige Rolle von Selbstwirksamkeitserwartung und wahrgenommener Selbstkontrolle

Neben der sensorischen Wahrnehmung spielen beim Biofeedback auch Erwartungen und Interpretationen eine große Rolle. Zu den kognitiven Veränderungen bei Biofeedback-Behandlungen zählt der Erwerb oder die Erhöhung der Erwartungen, (a) die körperlichen Vorgänge kontrollieren und (b) die Symptomatik positiv beeinflussen zu können. Angelehnt sind diese Vorstellungen an die Modelle der *Selbstwirksamkeitsüberzeugung* (Bandura, 1977) und der *Selbstkontrolle* (Meichenbaum, 1976). Nach Bandura (1977) basiert generell die Wirksamkeit einer therapeutischen Methode darauf, die Selbstwirksamkeitserwartung einer Person zu stärken. Demgemäß würde der Behandlungserfolg durch Biofeedback dadurch steigen, dass die Person die Erfahrung macht, Kontrolle über physiologische Funktionen innezuhaben.

Selbstwirksamkeit und Kontrollüberzeugungen werden verbessert

Meichenbaum (1976) geht zusätzlich davon aus, dass nicht die körperliche Anspannungsreaktion per se, sondern deren Interpretation belastend wirke, und dass sich die Bewertung selbst unmittelbar auf die körperlichen Vorgänge auswirke. Entsprechend betont er bei der Verwendung von Biofeedback auch die Beachtung der inneren Dialoge bzw. Bewertungen eines Patienten sowohl während der Erklärungs- und Motivierungsphase als auch während der Trainings- und Transfer-Phasen. In kognitiven Modellvorstellungen des Biofeedbacks wird die tatsächliche Kontrolle der physiologischen Vorgänge also nicht als zwingende Voraussetzung für die Besserung der Symptomatik betrachtet. In Übereinstimmung damit wurde beispielsweise bei Personen mit Spannungskopfschmerzen nach Abschluss einer Biofeedback-Behandlung gezeigt, dass die Schmerzreduktion stärker mit dem Anstieg an Kontrollüberzeugungen als mit tatsächlich erzielten physiologischen Veränderungen (EMG-Reduktion) kovariierte (Holroyd et al., 1984).

Biofeedback ist bei vielen Störungsbildern wirksam (vgl. Kapitel 5). Dies bedeutet beispielsweise, dass die Kernproblematik bzw. -symptomatik abnimmt. Konform mit den Hypothesen des physiologischen Lernens spricht die Befundlage insgesamt auch dafür, dass im Rahmen von Biofeedback tatsächlich die Kontrolle über verschiedenste körperliche (zurückgemeldete) Funktionen erworben werden kann. Konform mit den Hypothesen der kognitiven Veränderungsmechanismen weist eine Reihe von Studien auch nach, dass im Rahmen der Therapie die Selbstwirksamkeitserwartung zunimmt. Aus diesen Beobachtungen lässt sich jedoch nicht hinreichend beurteilen, ob und welche kausale Rolle den einen wie den anderen Prozessen für den klinischen Erfolg zukommt. Damit gehört die Klärung der Wirkmechanismen von Biofeedback

Klärung der bedeutsamsten Wirkmechanismen als Forschungsfrage weiter zu den aktuellen Forschungsfragen. Zu einem besseren Verständnis können u.a. auch neue Erkenntnisse zu den psychophysiologischen Grundlagen der mit Biofeedback behandelten Erkrankungen beitragen.

Sehr wahrscheinlich tragen bei vielen Biofeedback-Anwendungen verschiedene Wirkfaktoren in der Interaktion zum Therapieerfolg bei. Die Wirkmechanismen können zudem je nach Person unterschiedliche Relevanz für den Behandlungserfolg haben. Für die Praxis bedeutet dies, die Biofeedback-Therapie so zu gestalten, dass sowohl der faktische Erwerb der physiologischen Selbstkontrolle als auch der Aufbau subjektiver Kontrollerwartungen optimiert werden.

2.2 Feedbackparameter und ihre Anwendungsgebiete

Rückmeldung verschiedener Biosignale in Echtzeit

Bei der Wahl des Rückmeldesignals sind primär die körperlichen Vorgänge von Interesse, von denen angenommen wird, dass sie an der Entstehung oder Aufrechterhaltung der Symptomatik des Patienten beteiligt sind. Verschiedene Parameter des peripheren und zentralen Nervensystems kommen als Feedbacksignale infrage. Die am häufigsten in der Biofeedback-Behandlung eingesetzten Biosignale werden in Folge skizziert. Das grundlegende Prinzip bei allen Signalen ist die Erfassung und zeitnahe Umwandlung des körperlichen Signals in eine elektrische Größe mithilfe geeigneter Messfühler und deren Rückmeldung als wahrnehmbares Feedbacksignal in Echtzeit (vgl. hierzu auch die Karte „Bewährte Biofeedback-Methoden und Anwendungsgebiete" am Ende des Buches).

Unterschiedliche Feedbackmodalitäten je nach Einsatzgebiet

Häufig erfolgt die Rückmeldung in Form leicht verständlicher visueller Darstellungen und/oder auditiver Signale. Hierbei wird die Komplexität der physiologischen Signaleigenschaften teilweise reduziert, indem einzelne Parameter aus dem Rohsignal extrahiert oder kalkuliert werden. Hier können verschiedene Feedbackmodalitäten gewählt werden. Oft erfolgt eine Umwandlung in Indikatoren der Art und Ausprägung der relevanten körperlichen Aktivität in graphische Darstellungen (z.B. Balken- oder Liniendiagramme), Animationen (z.B. veränderbare geometrische Figuren, Computerspiele) oder Figuren mit einer veränderbaren Farbgebung (vgl. Abbildung 2). Visuelle Darstellungen können durch akustische Signale (z.B. Melodien, veränderbare Töne) begleitet oder ersetzt werden. Ganz praktisch bieten sich akustische Feedbackformen bei Übungen mit geschlossenen Augen oder die Kombination aus visuellen und akustischen Rückmeldungen bei dem simultanen Training von mehr als einem Parameter an. Bestenfalls sollte das Feedback in einem leicht verständlichen Zusammenhang zum Zielzustand stehen (z.B. Abbildung eines sinkenden Blutdrucks über ein niedrigeres Balkendiagramm,

Farbwechsel von Rot auf Grün bei Erreichen einer Zielschwelle für die physiologische Aktivität). Für Besonderheiten der jeweiligen Signalaufbereitung (Verstärkung, Filter) wird aus Platzgründen auf die weiterführende Literatur verwiesen (Andreassi, 2007; Strehl, 2020; Gramann & Schandry, 2009).

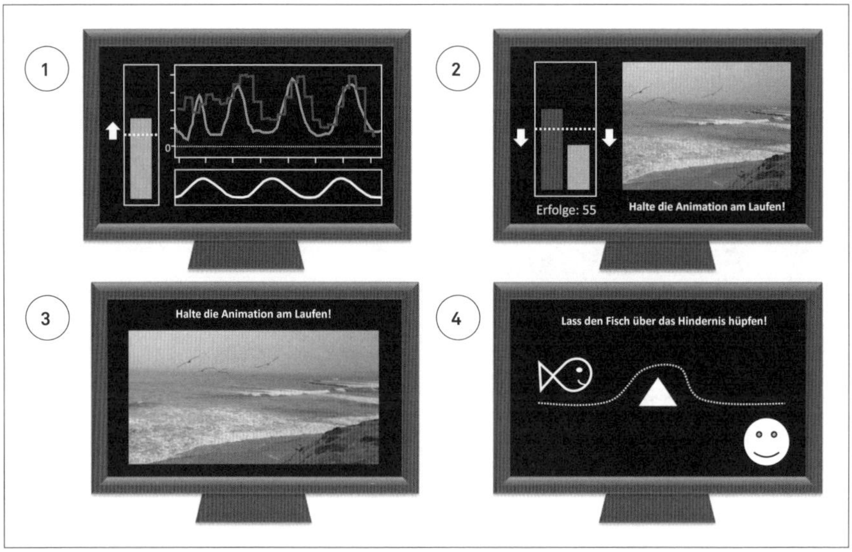

Anmerkung: (1) Graphische Rückmeldung auf Basis der psychophysiologischen Kurvenverläufe und assoziierten Balkendiagramme (z. B. HRV-Biofeedback mit Pacer); (2) Ergänzung der Animation durch eine visuelle Darstellung der trainierten Biofeedback-Parameter, einer numerischen Rückmeldung und der Erfolgsschwelle in Form von Balkendiagrammen (z. B. Frequenzband-Neurofeedback); (3) Feedback durch eine Animation, deren Darstellung durch Erreichen des Biofeedback-Zielkriteriums gesteuert wird; (4) Rückmeldung zum Erfolg einzelner Sitzungs-Durchgänge (z. B. einzeldurchgangbasiertes Neurofeedback beim Training langsamer kortikaler Potenziale).

Abbildung 2: Verschiedene Arten graphischen Feedbacks in einer Biofeedback-Behandlung

Präferenz des Patienten in der Feedbackdarstellung berücksichtigen

Die vielfältigen Animationen werden sehr unterschiedlich angenommen. Dabei sollte durchaus die Präferenz des Patienten berücksichtigt werden. Wichtig ist jedoch, dass der Therapeut die tatsächlichen Reaktivitätsveränderungen und die Signalgüte der gemessenen Biosignale beispielsweise über Messwertkurven auf einem Therapeutenmonitor oder in einem kleineren Abbildungsfenster am Rande der Animation im Blick behält. Gerade im Bereich von Neurofeedback werden häufig Animationen angewandt, insbesondere in der Behandlung der ADHS, da abwechslungsreiche Animationen die Aufmerksamkeit für die Übung bzw. das Interesse an der Aufgabe aufrechterhalten. Spielerische Feedback-Animationen bieten sich besonders bei der Behandlung von Kindern an. In der Regel lassen sich die meisten Biosignale über verschiedene Feedbackmodalitäten abbilden.

2.2.1 Hauttemperatur

Handerwärmungstraining zur Förderung der Entspannung und Durchblutung

Ein sehr häufig eingesetztes Feedback-Signal ist die an der Oberfläche gemessene Hauttemperatur. Die Hauttemperatur unterliegt dem Einfluss der peripheren Gefäßkonstriktion (Sympathikusaktivität): Je besser die Durchblutung im jeweiligen Hautareal, desto höher ist die Hauttemperatur. Bei den meisten Anwendungen des Hauttemperatur-Biofeedbacks besteht das Ziel darin, die Durchblutung der Haut zu verbessern, sodass die Hauttemperatur steigt. Daher wird die Methode auch Handerwärmungstraining genannt. Der Anstieg der peripheren Durchblutung stellt ein typisches Merkmal der körperlichen Entspannungsreaktion dar. Dadurch kann die Hauttemperatur als Zielparameter für allgemeine Entspannungstrainings bei diversen Störungsbildern mit einer erhöhten physiologischen Anspannung eingesetzt werden. In der Biofeedback-Behandlung bei Kindern mit Kopfschmerzen wird es häufig eingesetzt. Sie kann zudem als Zielparameter dienen, um einen Ausgleich peripherer und zentraler Durchblutung herzustellen (z.B. zur Phasenprophylaxe bei Migräne oder bei Hypertonie) oder gezielt die lokale Durchblutung bei Krankheiten mit Durchblutungsstörungen zu fördern (z.B. bei krampfartigen Gefäßverengungen im Rahmen von Morbus Raynaud). Die Messung erfolgt meist mithilfe von Temperatursensoren, sogenannten Thermistoren, die an möglichst distalen Extremitäten (z.B. am ersten Glied eines Fingers) oder an der jeweils minderdurchbluteten Körperstelle platziert und mittels Klett- oder Klebeband fixiert werden. Die Rückmeldung erfolgt in der Regel in Form abgebildeter Kurvenverläufe (vgl. Abbildung 3).

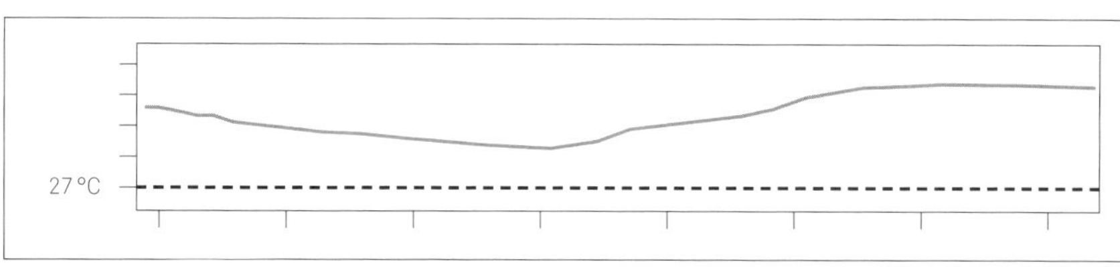

Abbildung 3: Exemplarischer Kurvenverlauf der Hauttemperatur

Der Wertebereich liegt aufgrund der Messung an der Körperoberfläche dabei meist deutlich unterhalb der üblichen Körperkerntemperatur von 36 bis 37 Grad und ist unter anderem von der Umgebungstemperatur und individuellen Faktoren (z.B. Rauchen, Müdigkeit, letzte Mahlzeit) abhängig. Daher sollten Verläufe intraindividuell und pro Sitzung betrachtet und ausgewertet werden. Um Artefakte auszuschließen, ist auf eine konstante Raumtemperatur zu achten, Wärmestau unter dem Sensor zu verhindern und eine hinreichend lange Adaptationsphase (5 bis 10 Minuten) zu Beginn der Messung einzuplanen. Die periphere Hauttemperatur stellt bei guter und stabiler Platzierung des Sensors das robusteste Maß aller Biofeedback-Signale zur Verfügung. Darüber hinaus ist die Interpretation der Messung auch für Laien einfach und sachgerecht möglich.

2.2.2 Elektrodermale Aktivität

Die elektrodermale Aktivität (EDA, Hautleitfähigkeit) ist eine weitere klassische und häufig eingesetzte physiologische Zielgröße in Biofeedback-Anwendungen. Sie stellt ebenfalls einen Indikator der sympathischen Aktivität und damit verbundener Reaktionen und Aktivierungszustände dar. Ihre Erfassung beruht auf der sympathisch angeregten Schweißdrüsenaktivität und der Leitfähigkeit bzw. dem Widerstand der Haut für einen schwachen elektrischen Strom. Je geringer die sympathische Aktivierung, desto geringer ist der Füllstand der Schweißdrüsen. Aufgrund des Salzgehalts des Schweißes geht ein geringer Füllstand der Schweißdrüsen mit einer geringeren Hautleitfähigkeit bzw. einem erhöhten Hautwiderstand einher. Die EDA reagiert schneller und stärker auf kurzfristige Veränderungen des Aktivierungsniveaus als die Hauttemperatur. Daher kann sie, neben dem allgemeinen Entspannungstraining, auch spezifisch zur Reaktionsveränderung auf punktuelle Stressoren und für die Demonstration psychophysiologischer Zusammenhänge eingesetzt werden. Die Ableitung erfolgt mittels spezieller Elektroden an zwei unbehaarten, mit Schweißdrüsen ausgestatteten Hautarealen. Um eine hohe Dichte an Schweißdrüsen zu gewährleisten und psychisch induzierte Hautleitfähigkeitsreaktionen von thermoregulatorischem Schwitzen abzugrenzen, sollten Ableitareale an den Handinnenflächen bevorzugt werden. Hier haben sich Ableitungen am Daumen- und Kleinfingerballen oder den letzten Gliedern des Zeige- und Mittelfingers als besonders valide erwiesen (Gramann & Schandry, 2009; vgl. Abbildung 4). Vorzugsweise wird die nicht dominante Hand verwendet, da hier in der Regel die Hornschicht dünner ist.

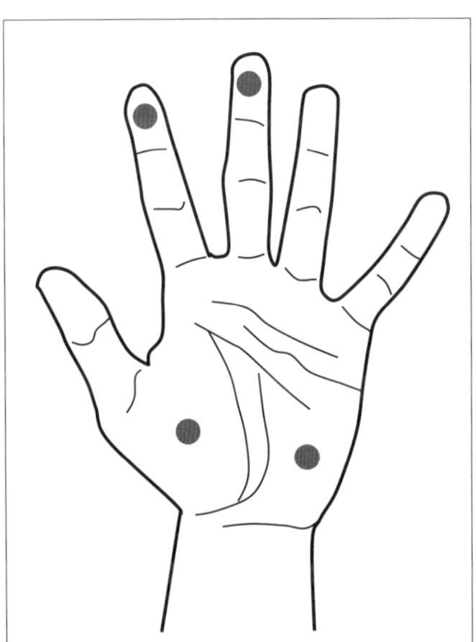

Abbildung 4:
Platzierungsorte für Elektroden zur Erfassung der Hautleitfähigkeit

In der Regel messen Biofeedback-Systeme den Hautwiderstand (Maßeinheit: in kΩ), bilden jedoch seinen Kehrwert, die Hautleitfähigkeit (Maßeinheit: µS oder µmho), ab. Da ein Anstieg der sympathischen Aktivierung sich passend in einem Anstieg der Hautleitfähigkeit abbilden lässt, sind entsprechende Zusammenhänge so leichter erfassbar (vgl. Abbildung 5). Typische Parameter der EDA sind das Hautleitwertniveau und/oder die Anzahl der spontanen Reaktionen der EDA (Spontanfluktuationen) in einer vorgegebenen Zeitspanne als Parameter der tonischen Aktivierung oder des Erregungszustands. Im Biofeedback häufig zum Einsatz kommen Stimulus-spezifische Parameter (z. B. bei Reaktion auf einen Stressor) einzelner phasischer elektrodermaler Reaktionen. Hierzu zählen die Stärke der Reaktion (Amplitude), die Reaktions-Latenz, ihre Anstiegs- und Erholungszeit. Die Rückmeldung erfolgt in der Regel in Form von Kurvenverläufen oder der numerischen Anzahl einzelner Reaktionen in einem Zeitabschnitt. Ziel ist in der Regel eine Senkung der elektrodermalen Parameter, um das Aktivierungsniveau oder die Reaktivität auf Stressoren zu reduzieren. Es besteht eine erhebliche interindividuelle Variabilität der Werte, sodass exakte Normwerte nicht zur Verfügung stehen. Es sind lediglich einige Bereiche definiert, mittels derer das gemessene Signal kategorisiert werden kann (vgl. „Parameter der Hautleitfähigkeit" im Anhang auf Seite 94). Interpretiert werden die Werte daher intraindividuell als Indikatoren des Erregungsniveaus und der Reaktivität.

Hautleitfähigkeit als Indikator sympathischer Aktivität

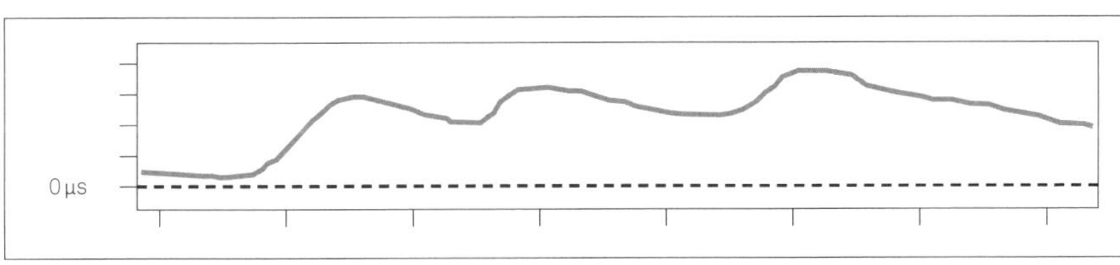

Abbildung 5: Exemplarischer Kurvenverlauf der elektrodermalen Aktivität

Typische Artefaktquellen, die bei der Interpretation zu berücksichtigen sind, sind z. B. Atmung („tiefe" Atemzüge, „Anhalten" des Atems, Sprechen), Bewegungen und Veränderungen der Hautbeschaffenheit (z. B. durch Waschen oder Eincremen der Hände). Bei Berücksichtigung einer korrekten Elektrodenplatzierung und möglicher Artefaktquellen ist die EDA ein leicht einsetzbarerer Biofeedback-Parameter zur Erfassung, Rückmeldung und dem Training von (emotionalen) Aktivierungszuständen.

2.2.3 Herzfrequenz und Herzfrequenzvariabilität

Herzfrequenz-Biofeedback zur Demonstration reizbezogener Belastungsreaktionen

Häufig genutzte Indikatoren der kardiovaskulären Aktivität sind die Herzfrequenz (HF) und ihre Variabilität, die sogenannte Herzfrequenzvariabilität oder Herzratenvariabilität (engl. heart rate variability, HRV). Die HF bildet die Frequenz der Herzschläge ab und stellt im Biofeedback einen klassisch genutzten Indikator zur Erfassung und Rückmeldung der generellen Aktivierung dar. Hier dient sie zur Veranschaulichung von Stress-, Belastungsreaktionen, zum Beispiel bei der Konfrontation mit angstauslösenden Reizen. Ein Ziel der Anwendung im Biofeedback kann die Demonstration körperlicher Aktivierung in Reaktion auf entsprechende Reize oder Situationen darstellen.

Hohe HRV als Indikator eines guten Gesundheitszustandes

Die HRV ist ein Indikator für die Schwankungsbreite der HF und hat insbesondere in den letzten Jahren einen zunehmend wichtigen Status als Indikator für die Anpassungsfähigkeit des Organismus an Umweltbedingungen und die damit einhergehende physische und psychische Gesundheit gewonnen (Thayer, Åhs, Fredrikson, Sollers & Wager, 2012). Die HRV ist atemabhängig, da sich die HF mit der Einatmung beschleunigt und mit der Ausatmung verlangsamt. Diese atemsynchrone Schwankung wird auch als „Respiratorische Sinusarrhythmie" (RSA) bezeichnet. Die HRV bildet die Einflüsse des sympathischen und parasympathischen Zweigs des autonomen Nervensystems (ANS) auf das Herz ab. Eine niedrige HRV ist dabei ein Indikator für eine sogenannte „autonome Dysbalance" mit einer Überaktivität der sympathischen Einflüsse des ANS auf das Herz. Eine hohe HRV mit ausgeprägter RSA weist hingegen auf ausgewogene autonome Einflüsse auf das Herz und eine gute Anpassungsfähigkeit des Organismus hin.

Regulation der HRV zur Veränderung affektiver Zustände

Nach dem Modell der *Neuroviszeralen Integration* beeinflusst das ANS auch neuronale Areale der emotionalen Informationsverarbeitung und Aufmerksamkeitssteuerung. Hierdurch entstehen Wechselwirkungen zwischen der autonomen Dysbalance (angezeigt durch eine niedrige HRV) und affektiven Zuständen (z. B. Depression, Angst) (Thayer & Lane, 2000). Gemäß dieser Modellannahme könnte eine Modulation der autonomen Dysbalance über eine gezielte Erhöhung der HRV auch einen positiven Einfluss auf negativen Affekt nehmen.

Vielfältige Einsatzbereiche für HRV-Biofeedback

HRV-Biofeedback wird erst seit jüngerer Zeit im klinischen Kontext eingesetzt, gewinnt jedoch zunehmend an Interesse. Im Rahmen des HRV-Feedbacks wird in der Regel eine Steigerung der HRV angestrebt. In den meisten klinischen Studien wird HRV-Biofeedback durch Vorgaben zu einer besonders langsamen Atmung unterstützt (z. B. 6 Atemzüge/Minute), wodurch bei den meisten Menschen eine optimale „Power" der HRV erzielt wird (Lehrer & Gevirtz, 2014; Schmidt & Martin, 2017). Klinische Anwendungsbeispiele finden sich, neben dem Einsatz zur allgemeinen Stressreduktion, speziell für Asthma und chronisch-obstruktive Lungenerkrankungen (COPD), koronare Herzerkrankungen und Bluthochdruck, Schmerzsyndrome, Posttraumatische Belastungsstörungen, Angststörungen und depressive Symptome (vgl. Lehrer et al., 2020).

HF und HRV werden am zuverlässigsten mithilfe des Elektrokardiogramms (EKG) gemessen, da hier eine sehr stabile und zeitgenaue Bestimmung der einzelnen Herzschläge über die sogenannten R-Zacken (Korrelat der Kontraktion des Herzmuskels) im EKG erfolgen kann. Die Ableitung des EKG erfolgt dabei in der Regel über zwei Elektroden und eine Erdungselektrode, die an der Brustwand oder an den Gliedmaßen des Patienten angebracht werden (vgl. Abbildung 6).

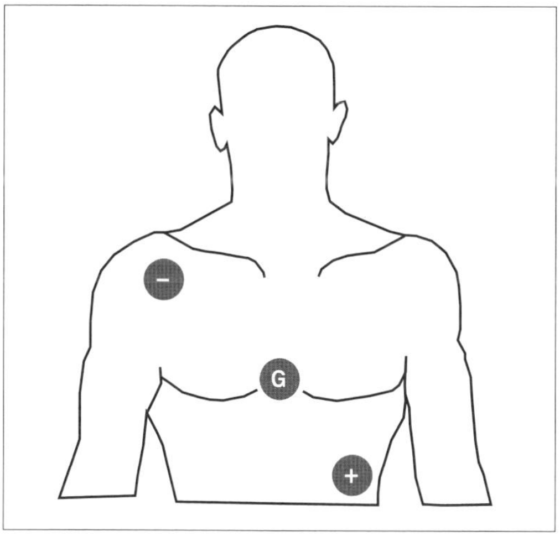

Abbildung 6:
Mögliche Platzierung von EKG-Elektroden bei einer Brustwandableitung (modifizierte Einthoven-II-Ableitung) für Biofeedback-Anwendungen (G = Erdungselektrode [Ground])

Die HF wird in Schlägen pro Minute (beats per minute, bpm) oder auf Grundlage der Abstände zwischen den Herzschlägen (Herzperiode) in Millisekunden (ms) angegeben. Die Herzperiode stellt den zeitlichen Abstand zwischen zwei Herzschlägen dar (normal-to-normal-(NN-)Intervall, vgl. Abbildung 7). Messungen der HF und HRV können auch mithilfe des Blutpulsvolumens (z. B. am Ohrläppchen oder Finger) erfolgen. Hier werden NN-Intervalle aus den Pulsamplituden des Blutvolumens extrahiert. Die Messung der physiologischen Aktivität ist bei dieser Erfassungsmethode aufgrund der erhöhten Anfälligkeit der Signale für Bewegungs- und Lageartefakte nicht so exakt wie im EKG, jedoch wenig invasiv. Sie erfordert nur einen Sensor und ist dadurch leicht in der Praxis einzusetzen.

Verschiedene Parameter der HRV sind für Biofeedback nutzbar

Die *HRV* lässt sich aus den NN-Intervallen im EKG berechnen (vgl. Task Force, 1996). Hier werden in der Regel statistische Streuungsindikatoren herangezogen, z. B. die Standardabweichung der NN-Intervalle (SDNN) oder das sogenannte „Root Mean Square of Successive Differences (RMSSD)". Genauere Analysen erlauben Spektralanalysen, bei denen die Power der gesamten HRV oder einzelner Frequenzbänder bestimmt wird. Die Aktivität im sehr niedrigen Frequenzbereich gilt als Indikator der Sympathikusaktivität, während hohe Frequenzen parasympathische Aktivität signalisieren. Ein weiteres Maß stellt die Herzkohärenz dar, welche auf der Kovariation von HF und Atmung basiert. Wie ein Korrelationskoeffizient kann sie zwischen –1 und 1 liegen, wobei eine hohe positive Kohärenz auf eine hohe HRV hinweist (vgl.

„Parameter der Herzratenvariabilität (HRV)“ im Anhang auf Seite 94, auch für weitere HRV-Parameter).

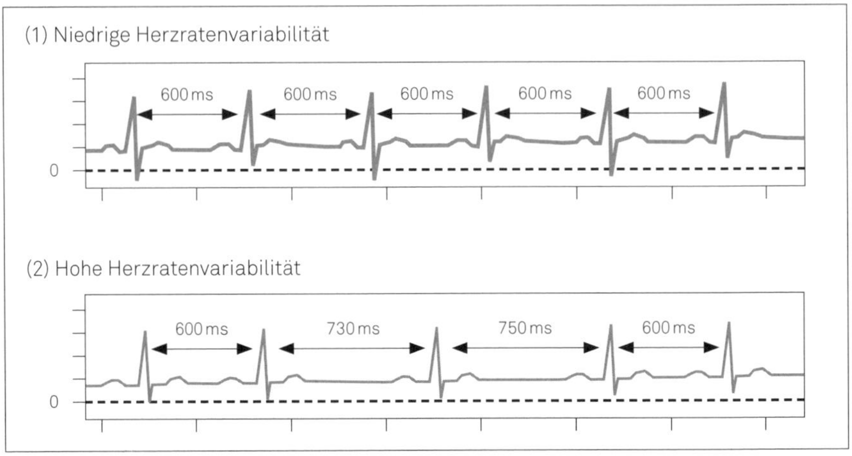

Abbildung 7: Exemplarische EKG-Kurven und Erfassung der Abstände zwischen den einzelnen Herzschlägen (NN-Intervalle). Demonstriert werden NN-Intervalle (in ms) bei einer niedrigen und einer hohen Herzratenvariabilität.

In Hinblick auf die Messqualität ist insbesondere auf mögliche Artefakte im EKG durch Bewegungen der Patienten zu achten. Ebenso können Nikotin und Koffein die kardiovaskulären Signale beeinflussen und sollten daher nicht kurz vor einer Sitzung konsumiert werden. Auch bestimmte Medikamente mit Einfluss auf die kardiovaskuläre Aktivität (z. B. Statine, Beta-Blocker) können sich physiologisch auf die HRV auswirken. Ebenso können Herzrhythmusstörungen oder Herzschrittmacher eine Messung der HRV verhindern, was beim Einsatz der HF-basierten Biofeedback-Anwendungen berücksichtigt werden sollte. Bei Berücksichtigung dieser Einflussfaktoren sind HF- und HRV-Biofeedback leicht anzuwendende Biofeedback-Zielparameter.

2.2.4 Weitere kardiovaskuläre Parameter: Blutvolumenpulsamplitude und Blutdruck

Weitere im Biofeedback eingesetzte kardiovaskuläre Parameter sind der Blutvolumenpuls und der Blutdruck, die beide in der Regel durch photoplethysmographische Sensoren erfasst werden. Die Photoplethysmographie basiert auf der unterschiedlichen Lichtdurchlässigkeit von stark oder schwach durchblutetem Gewebe. Der Messfühler enthält sowohl eine eigene Infrarot-Lichtquelle als auch einen Detektor für reflektiertes Licht, welches in ein elektrisches Signal umgewandelt wird. Damit lassen sich die Veränderungen peripherer Gefäßreaktionen sehr schnell und zeitnah abbilden (verglichen damit ist die Erfassung über die Hauttemperatur deutlich langsamer).

Die Füllung der Blutgefäße in der Peripherie hängt primär von der sympathischen Erregung der vasokonstriktorischen Fasern ab. Veränderungen des peripheren Blutvolumens können direkt gemessen werden. Das Maß ist die Blutvolumenpulsamplitude (BVP) (vgl. Abbildung 8), die bei erweiterten Blutgefäßen größer ist als bei kontrahierten – d. h. bei Entspannung fällt sie relativ betrachtet größer als unter aktivierenden Bedingungen aus. Zudem kann die BVP Aufschluss über Blutgefäßerweiterungen oder -verengungen geben, die mit spezifischen Symptomen in Verbindung stehen (z. B. Erweiterung der Schläfenarterie bei Migräne). Im Biofeedback kann sowohl eine Konstriktion als auch eine Dilatation der Gefäße trainiert werden. Hierfür wird meist die BVP-Amplitudenhöhe in Balkendiagramme oder Animationen (z. B. ein sich im Durchmesser verändernder Kreis) umgewandelt.

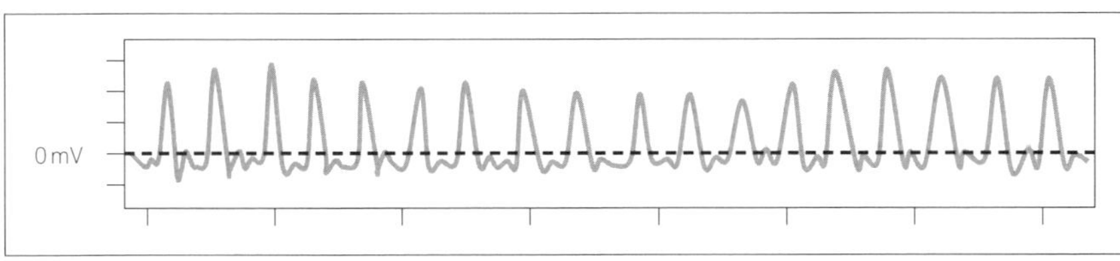

Abbildung 8: Prototypische Verlaufskurve einer Messung der Blutvolumenpulsamplitude. Die Amplitude korreliert mit der Durchblutung der unter dem Sensor liegenden Blutgefäße.

Feedback der Blutvolumenpulsamplitude bei Migräne

Je nach Anwendungsgebiet kommen unterschiedliche Lokalisationen für den Sensor infrage; beispielsweise eignen sich Applikationen am äußersten Glied des Mittel- oder Ringfingers. Bei Migräne erfolgt im Rahmen des sogenannten Vasokonstriktions-/Vasodilatationstrainings die Messung an der seitlichen Schläfenarterie. Die BVP-Messungen sind anfällig für Bewegungs- und Umgebungslichtartefakte, weshalb auf eine ausreichend feste Fixierung des Sensors geachtet und Bewegungen möglichst reduziert oder vermieden werden sollten. BVP-Biofeedback ist durch entsprechend konzipierte Einzelsensoren (z. B. Ohrclips, Fingerclips, Auflagesensoren) leicht anzuwenden.

Feedback des Blutdrucks bei Hypertonie

Eine Messung und Rückmeldung des Blutdrucks ist ebenfalls im Rahmen von Biofeedback möglich. Zentrales Einsatzgebiet des Blutdruck-Feedbacks sind die Essentielle Hypertonie, aber auch die „Weißkittelhypertonie“, bei der Blutdruckspitzen (z. B. in der Arztpraxis) angstbedingt bzw. konditioniert ausgelöst werden. Die Messmethode wird allerdings seltener in der Praxis eingesetzt, da sie von den meisten Biofeedback-Systemen nicht standardmäßig zur Verfügung gestellt wird. Daher wird diese Methode hier nicht weiter erläutert und auf Rief und Birbaumer (2011, Kap. 4) verwiesen.

2.2.5 Atmung

Die Atmung ist ein weiterer Parameter, der in verschiedenen Biofeedback-Anwendungen als Ziel- oder Zusatzparameter erfasst wird. Die Atmung passt sich in der Regel automatisch dem Aktivierungsgrad des Individuums an, unterliegt aber auch teilweise seiner willentlichen Steuerung. Die Atmung wird als Feedback-Signal gewählt, um über Atemsteuerung auf den Aktivierungsgrad Einfluss zu nehmen; dieses Vorgehen wird daher auch respiratorisches Feedback genannt. Ein zentrales Maß ist die Atemfrequenz (gemessen in Atemzyklen pro Minute). Unter Ruhe- bzw. Entspannungsbedingungen liegt sie niedriger (8 bis 12 Züge pro Minute) als bei körperlicher oder anderer Aktivierung. An den Patienten wird die Atemtätigkeit oftmals als Atmungskurve zurückgemeldet, die der Ein- und Ausatmungslänge entspricht (vgl. Abbildung 9). Als Messfühler kommen am häufigsten dehnungssensible Atemgurte zum Einsatz, die Umfangsveränderungen von Brust oder Bauch erfassen. Eine spezifische Messtechnik stellt die Kapnographie dar, welche auf der Erfassung des mit der Atmung schwankenden CO_2-Partialdrucks basiert. Diese Technik wurde erfolgreich in der Therapie von Panikattacken evaluiert (Meuret et al., 2010).

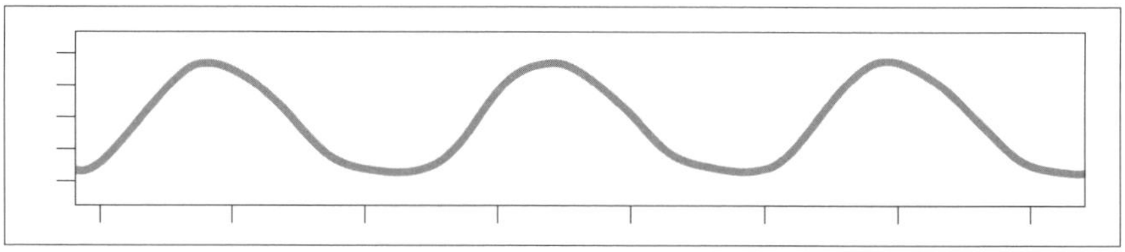

Abbildung 9: Exemplarische Atemkurve, gemessen mit einem dehnungssensitiven Atemgurt

Atemfeedback zur Steuerung von Aktivierung und bei Angststörungen

Die Messung der Atemtätigkeit erfolgt in der angewandten Psychophysiologie oft zur Artefaktkontrolle bei anderen Biosignalen. Ihre Messung selbst ist insbesondere durch Bewegungen und Sprache Artefakt-anfällig. Zu den klinischen Indikationen zählen Angststörungen und eine Reihe funktioneller somatischer Syndrome (u.a. nicht kardialer Brustschmerz, Reizdarmsyndrom). Allgemein wird es zur Förderung von Entspannung verwendet.

2.2.6 Elektrische Muskelaktivität

Biofeedback auf Basis der elektrischen Muskelaktivität stellt einen weiteren klassischen, häufig eingesetzten und gut untersuchten Ansatz dar. Die quergestreifte Muskulatur wird vom somatischen Nervensystem innerviert. Sie unterliegt damit neben unwillkürlichen Reaktionen (im Rahmen von z.B. psychischer Belastung) der Möglichkeit der willkürlichen Steuerung.

Ziel von Biofeedback-Anwendungen auf Basis der elektrischen Muskelaktivität ist daher oft die gezielte Beeinflussung der Muskelaktivität oder des Muskeltonus, die mit bestimmten Symptomen und Störungsbildern im Zusammenhang stehen. Die elektrische Muskelaktivität wird als Feedback-Signal primär bei verschiedenen Schmerzstörungen eingesetzt, aber auch bei anderen Indikationsgebieten (z. B. Bruxismus/Zähneknirschen, Inkontinenz, sexuelle Funktionsstörungen wie der Genito-Pelvinen Schmerz-Penetrationsstörung). Bei Beschwerdebildern mit Beteiligung erhöhter Muskelaktivität besteht das Ziel des Biofeedback-Trainings in der Regel im Abbau dieser erhöhten Aktivierung (z. B. Bruxismus, Kopfschmerzen vom Spannungstyp, Rückenschmerz). Dagegen besteht das Ziel bei Entleerungsstörungen in einer Verbesserung der Koordination beteiligter Muskelsysteme. Ähnlich wird es in der neuromuskulären Rehabilitation zum differenziellen Training von muskulärer Aktivität eingesetzt. Generell empfiehlt sich daher die Verwendung eines Biofeedback-Geräts, das die Muskelaktivität wenigstens über zwei Kanäle erfassen kann.

Biofeedback der elektrischen Muskelaktivität primär bei Schmerzstörungen

Unter Elektromyographie versteht man die Messung der elektrischen Muskelaktivität, und das Elektromyogramm (EMG) ist die entsprechende Kurve (Maßeinheit: microvolt/µV). Mithilfe von zwei aktiven Elektroden, die parallel zur Muskelfaser platziert werden, erfolgt eine bipolare Ableitung des physiologischen Signals (vgl. Abbildung 10). Eine weitere Referenzelektrode (Erdung) soll bei der Messung von kleineren Muskeln an einer möglichst elektrisch inaktiven Stelle appliziert werden bzw. außerhalb der betreffenden Muskelfasern. Bei großen Muskeln (z. B. Bizeps, Oberschenkelmuskeln) kann man die Erdung auch direkt zwischen den beiden aktiven Elektroden platzieren. Grundsätzlich werden beim Oberflächen-EMG Muskelaktions-

Elektromyogramm zur Erfassung der elektrischen Aktivität der Zielmuskeln

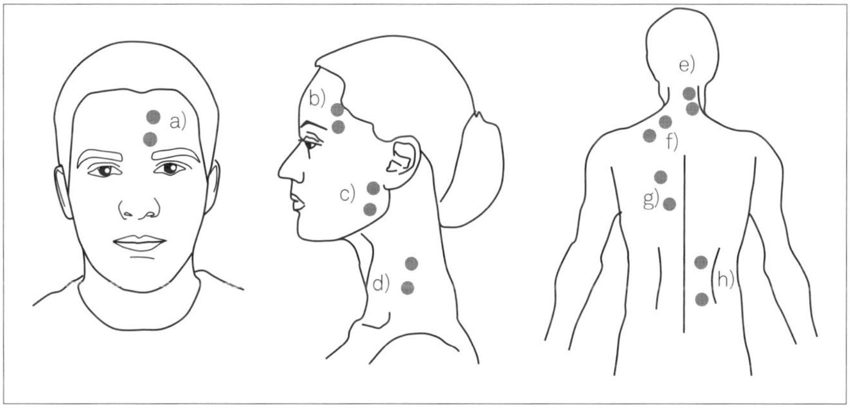

Abbildung 10: Platzierung der EMG-Elektrodenpaare bei häufigen Zielmuskeln. (a) M. frontalis, (b) M. temporalis, (c) M. masseter, (d) M. sternocleidomastoideus, (e) M. splenius, (f) M. trapezius, (g) M. infraspinatus, (h) M. erector spinae (tiefliegend).

potenziale von vielen Muskelzellen erfasst (Summenpotenziale), die sich abgeschwächt bis zur Körperoberfläche ausbreiten. Es liegen Standardisierungsvorschläge für häufige Ableitungen, z.B. am Stirnmuskel oder am oberen Rückenmuskel vor (vgl. Cram & Kasman, 1998).

Verschiedene Einflussfaktoren auf EMG-Werte

Filter (oft: „narrow band pass“ 100 bis 200 Hz vs. „wide band pass“ 20 bis 500 Hz) kommen bei der Messung des EMG-Rohsignals zum Einsatz, um die Einstreuung störender elektrische Impulse zu minimieren (z.B. der Herzaktivität). Der Vergleich individuell gemessener EMG-Aktivität mit berichteten Normwerten kann Hinweise auf ungünstige Muskelaktivität liefern. Dabei sollte dies aufgrund der Einflüsse von Elektrodenplatzierung, -beschaffenheit, Filtereinstellungen und Körperbeschaffenheit des Patienten (z.B. Körperfettanteil) mit Vorsicht erfolgen. Vorwiegend ist zu empfehlen, dass die Messungen im Verlauf der Behandlung auf intraindividuelle Veränderungen fokussieren (vgl. Abbildung 11). Zum Vergleich der intraindividuellen Variation der EMG-Werte über mehrere Sitzungen, sollten die technischen Einstellungen daher notiert und bestenfalls konstant beibehalten werden. Mögliche Artefakte entstehen einerseits durch Bewegungen und Sprechen, können jedoch auch aus Signaleinstreuungen durch umliegende Elektrogeräte resultieren.

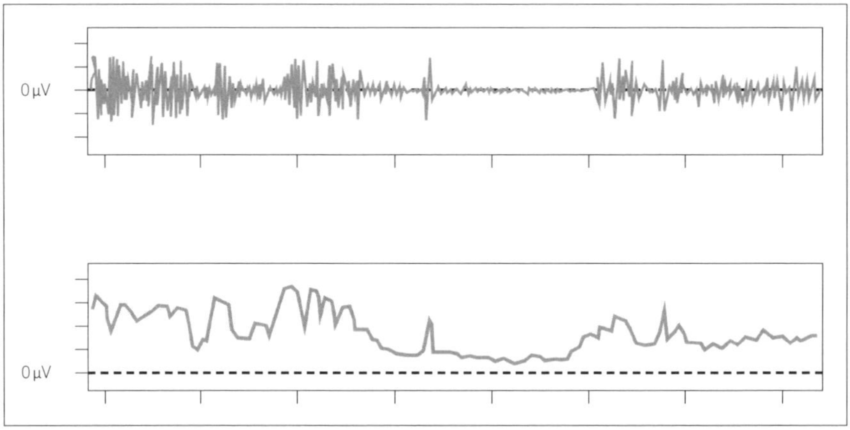

Abbildung 11: Exemplarische Kurve des EMG als Rohsignal (oben) und umgewandelt in sein integriertes Signal, geprägt durch die Amplituden der Signaloszillationen (unten)

2.2.7 Elektroenzephalographie

EEG-Biofeedback als häufigste Methode des Neurofeedbacks

Die Messung der elektrischen Hirnaktivität über die Elektroenzephalographie (EEG) bildet eine methodische Basis für das Neurofeedback. In älteren Publikationen findet man dafür den Begriff EEG-Biofeedback, ab etwa 1985 wurde dieser Begriff dann durch die Bezeichnung Neurofeedback ergänzt. Während unter dem Begriff Neurofeedback heute Biofeedback-Verfahren auf Basis verschiedener neurowissenschaftlicher Messmethoden zusammengefasst werden (z. B. funktionelle Kernspintomographie, vgl. Kapitel 4.5.3), hat sich in der therapeutischen Praxis bislang nur das EEG-basierte Neurofeedback etabliert. Daher soll diese Methode hier im Fokus stehen.

EEG erfasst elektrische Aktivität des Neocortex

Beim EEG wird die elektrische Aktivität der Nervenzellen im Neocortex (oberste Schicht der Nervenzellen im Gehirn) mithilfe von Oberflächenelektroden erfasst, die auf der Kopfhaut angebracht werden. Gemessen werden dabei schnell veränderliche Summenpotenziale großer Neuronenverbände, die zusätzlich durch subkortikale Aktivität beeinflusst werden können (vgl. Abbildung 12). Damit gewährleistet das EEG eine hohe zeitliche Auflösung, jedoch ist die räumliche Genauigkeit der Messung eingeschränkt. Verschiedene Parameter, die aus dem Spontan-EEG extrahiert werden können, werden als Grundlage für Rückmeldungen bei Neurofeedback-Behandlungen genutzt.

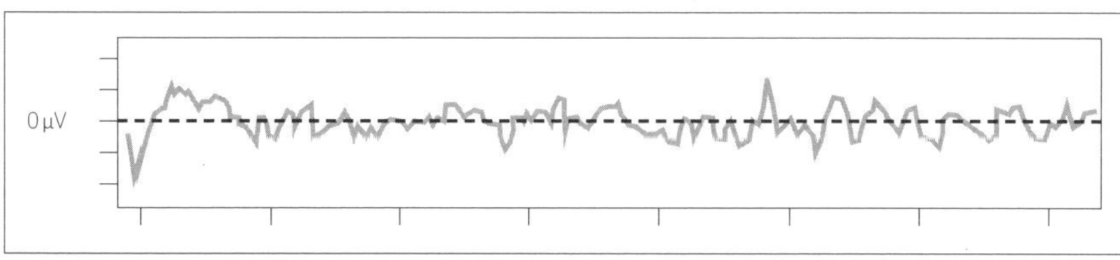

Abbildung 12: Exemplarische Kurve einer EEG-1-Kanal-Ableitung im Wachzustand

Frequenzbandtraining auf Basis von Spektralanalysen

Der Großteil der existierenden Protokolle beruht auf der Rückmeldung der Stärke (Power/Magnitude/Amplitude) der Aktivität in bestimmten Frequenzbereichen des Spontan-EEGs (in der Regel zwischen 0.5 und 30 Hz; vgl. Abbildung 13) an den gewählten Trainingselektroden. Dafür wird das Roh-EEG per Spektralanalyse (Fast Fourier Transformation) mit entsprechender Neurofeedback-Software nahezu verzögerungsfrei in verschiedene Frequenzbereiche zerlegt und die Stärke der Aktivität in den Bereichen ermittelt und zurückgemeldet. Die ermittelte Frequenzverteilung wird dabei mit spezifischen erwünschten (z. B. Aufmerksamkeit, Entspannung) oder unerwünschten Bewusstseinszuständen (z. B. Ablenkung, Hyperarousal) in Verbindung gebracht und soll in Protokollen auf Basis des „Frequenzbandtrainings“ gezielt verändert werden. Das Rational des EEG-Neurofeedbacks besteht darin, spezifische Muster der Gehirnaktivität zurückzumelden und zu verändern, die mit bestimmten psychischen Korrelaten, Bewusstseinszuständen oder Störungsbildern assoziiert ist.

Einsatz von Einzelelektroden und Kappensystemen für Neurofeedback

Die Platzierung der Elektroden erfolgt in der Regel auf Basis des 10–20-Systems (vgl. Abbildung 14), wobei sich einige Elektrodenpositionen im Rahmen von Neurofeedback-Behandlungen besonders etabliert haben. Dazu gehören insbesondere zentrale (Cz, C3, C4), frontale (Fz, F3, F4) und parietale (Pz, P3, P4) Positionen. Die dort platzierten aktiven Elektroden werden für die

Bezeichnung	Kurvenverlauf	Bedeutung/Funktion
Gamma (>30 Hz)	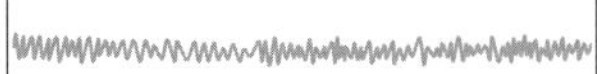	Starke Konzentration, Fokus, Lernvorgänge
Beta (13–30 Hz)	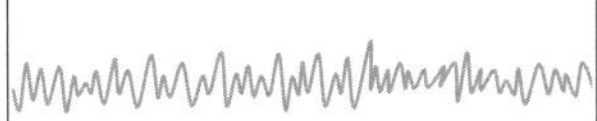	High Beta: Hyperarousal, Stress, Panik Low Beta: Fokussierte Aufmerksamkeit, Aufnahmebereitschaft, Konzentration
Alpha (8–12 Hz)	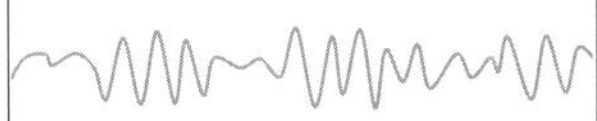	Vigilanz, Nicht-fokussierte Aufmerksamkeit, entspannter Wachzustand
Theta (4–7 Hz)	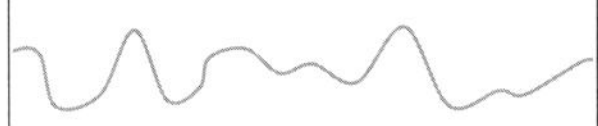	Ablenkung, Tagträume , Gedächtnisabruf, Entspannung
Delta (0,5–<4 Hz)	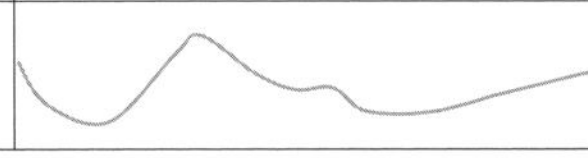	Hypnose, tiefe (bewusstlose) Entspannung, Tiefschlaf

Anmerkung: Je größer die Amplituden im angegebenen Bereich im Verhältnis zu den übrigen Frequenzbereichen, desto stärker herrscht der assoziierte psychische Zustand vor. Die Einteilungen der Frequenzbereiche und Grenzen können zwischen Autoren leicht variieren.

Abbildung 13: Zuordnung von EEG-Frequenzbereichen zu psychischen Funktionen bzw. Bedeutungen

Messung je nach Protokoll zur Aktivität an einer elektrisch neutralen Position (z. B. am Ohrläppchen: unipolare Ableitung) oder zu einer anderen aktiven Elektrode (bipolare Ableitung) in Bezug gesetzt. Das so erfasste Signal wird über Filter bereinigt und von Neurofeedback-Software direkt weiterverarbeitet, um ein Feedback zu ermöglichen. In den meisten Neurofeedback-Protokollen wird dabei lediglich mit einer oder zwei händisch platzierten Trainingselektroden trainiert, auch wenn Neurofeedback ebenfalls mit Kappen-Systemen möglich ist. Je nach gewählter Befestigungsmethode kommen für das Anbringen der Elektroden eine entsprechende Leitpaste oder eine leitende Wachspaste nach einer Vorbereitung der Kopfhaut (Peeling, Entfettung) zum Einsatz. Artefakte entstehen bei EEG-Messungen vorwiegend durch Muskelaktivität (Bewegungen, Sprechen) und Augenbewegungen. Die meisten Messsysteme bieten die Möglichkeit, durch Kontrollelektroden oder spezielle Filter derartige Artefakte zusätzlich zu erfassen und in den Darstellungen der Feedbacksysteme zurückzumelden.

Verschiedene Elektrodenplatzierungen und Frequenzbereiche für Neurofeedback

Häufige eingesetzte Frequenzbereiche im Neurofeedback sind die Ausprägungen der Theta- (4 bis 8 Hz), Alpha- (8 bis 12 Hz) oder Beta-Aktivität (12 bis 30 Hz; oft weiter untergliedert, z. B. Low Beta: 12 bis 16 Hz). So besteht beispielsweise im Frequenzbandtraining bei ADHS die Aufgabe, Theta-Aktivität über dem motorischen Kortex (z. B. C3 und C4) zu senken und Low-Beta-Aktivität zu erhöhen (Heinrich, Gevensleben & Strehl, 2007). Solche Neurofeedbackanwendungen auf Basis des Frequenzbandtrainings stellen aktuell den am weitesten verbreiteten Ansatz der Neurofeedbackbehandlung dar.

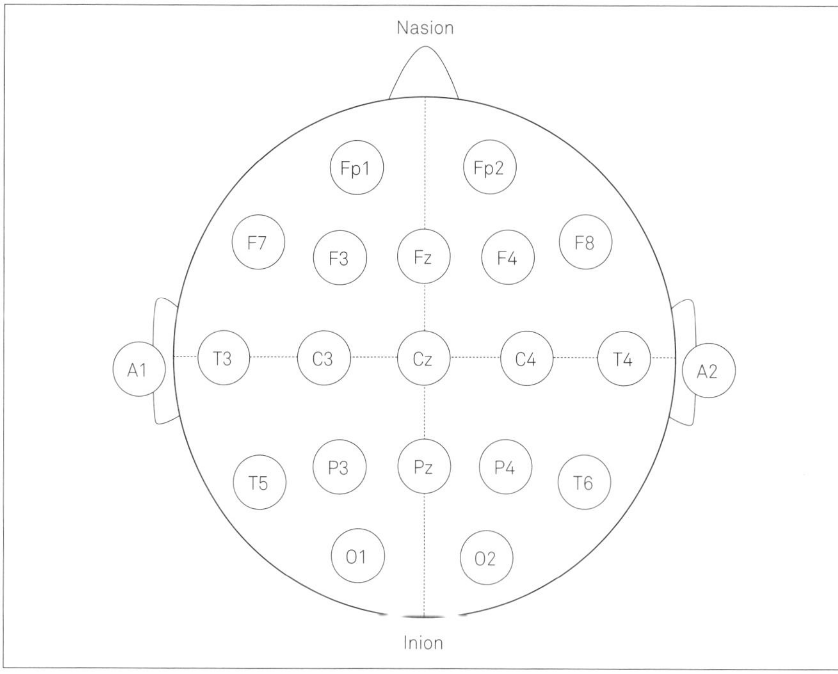

Abbildung 14: EEG-Elektrodenpositionen gemäß 10–20-System

Langsame kortikale Potenzialverschiebungen als weiteres Feedbacksignal

Neben dem Frequenzbandtraining können die im EEG erfassten Signale mittels spezieller Verstärker und Algorithmen auch anderweitig moduliert werden. Hierzu gehört beispielsweise das *Training langsamer kortikaler Potenziale* (Slow Cortical Potentials; SCP). In diesen SCP-Protokollen sollen Patienten lernen, kortikale Erregung gezielt zu hemmen. Die Protokolle werden beispielsweise zur Behandlung von Epilepsie und ADHS eingesetzt (Mayer & Arns, 2016). Hierbei ist ein anderer Sitzungsaufbau zu wählen als beim Frequenzbandtraining. In der Regel sind entsprechende Einstellungen und Protokolle in größeren EEG-Neurofeedback-Systemen integriert und entsprechend benannt. Potenzialverschiebungen werden auch in der spezifischeren Variante des „Infra-Low-Frequency-Trainings" (ILF-Training; Frequenzen unter 0.01 Hz) zugrunde gelegt. Weitere Informationen zu diesen speziellen Methoden finden sich bei Haus et al. (2020, dort Kap. 4 und 5).

Neue Variante: Individualisiertes Neurofeedback durch Q-EEG

Weitere Varianten des EEG-basierten Neurofeedback sind Protokolle basierend auf dem *quantitativen EEG* (Q-EEG), welches eine umfangreichere, auf Kappen basierende EEG-Messung erfordert und eine topographische Kartierung der Gehirnaktivität vornimmt. Im Z-Score-Neurofeedback wird das Q-EEG eines Patienten mit Werten einer Normdatenbank verglichen. Eine weitere Kombinationsmöglichkeit ergibt sich durch das sogenannte LoRETA-Neurofeedback (Low Resolution Electromagnetic Tomography-Neurofeedback), bei dem durch spezifische Algorithmen auch die Aktivität aus tiefliegenden subkortikalen Hirnregionen kontrollierbar werden soll. Weitere Informationen finden sich bei Haus et al. (2020, dort Kap. 6).

3 Diagnostik und Indikation

Umfassende Diagnostik als Grundlage der Biofeedback-Behandlung

Zur Frage, welche Patienten für eine Biofeedback-Behandlung infrage kommen, kann das Vorliegen einer bestimmten psychischen oder körperlichen Störung bereits ein erster Indikationshinweis sein. Evidenzbelege für Biofeedback bei verschiedenen psychischen und körperlichen Störungen werden auf Basis von metaanalytischer Befundintegration aus kontrollierten Studien in Kapitel 5 genauer dargestellt.

Die *individuelle Diagnostik* im Vorfeld der Biofeedback-Behandlung deckt die klinische Symptomatik ebenso wie psychophysiologische Reaktionsbesonderheiten ab.

3.1 Klinische Diagnostik

Die störungsspezifische Diagnostik kann je nach Problematik unterschiedliche Bereiche abdecken. Behandlungsleitlinien (z. B. der Arbeitsgemeinschaft medizinischer Fachgesellschaften AWMF oder für den Schmerzbereich die Deutsche Schmerzgesellschaft e. V.) stellen für verschiedene Indikationsgebiete Empfehlungen zur Eingangs- und Verlaufsdiagnostik zur Verfügung (und werden hier aus Platzrestriktionen nicht detailliert dargestellt).

Komorbiditäten in Anamnese erfassen

Grundsätzlich gehört wie bei psychischen und/oder körperlichen Problemen üblich die genaue Exploration der Symptomatik, Krankheitsgeschichte und Beeinträchtigungen in verschiedenen Funktions- und Lebensbereichen dazu. Ergänzend wird das Vorliegen von psychischen und somatischen Komorbiditäten überprüft. Beispielsweise sind komorbide psychische Störungen bei chronischen körperlichen Beschwerdebildern sehr häufig (bei chronischem Schmerz beispielsweise bei ca. 50 % eine depressive Symptomatik, bei ca. 30 % klinisch relevante Ängste). Dabei kommen strukturierte diagnostische Interviews für psychische Störungen, standardisierte Fragebögen und medizinisch-somatische Abklärungen zum Einsatz.

Anamnese der Hauptbeschwerden und bisheriger Behandlungsansätze

Die *Hauptbeschwerden* sollten hinsichtlich ihrer Charakteristika, ihrer Erstmanifestation der bisherigen diagnostischen Untersuchungen und Vorbefunde,

Vorbehandlungen, Selbsthilfeversuche und deren Erfolge (vgl. Karte „Checkliste Anamnese" am Ende des Buches) genau exploriert werden. So gehören zur Erfassung der subjektiven Krankheitskonzepte auch die Annahmen über Ursachen, den weiteren Verlauf der Problematik und vor allem auch der bestehenden Erwartungen an Einfluss- bzw. Kontrollmöglichkeiten. Bei der Frage nach bestehenden Selbsthilfestrategien kommt es einmal darauf an, das Spektrum und die bisherigen Erfahrungen damit kennenzulernen, aber auch inwiefern die Bewältigungsstrategien tatsächlich genutzt werden (Performanz unter Alltagsbedingungen).

Aus *Symptomprotokollen* mit Angaben zur täglichen Ausprägung der Beschwerden (Art, Häufigkeit, Intensität, Verlaufsmuster usw.) lassen sich detaillierte Informationen zur Erfassung einer symptomatischen Baseline sowie zu Einflussfaktoren und Bewältigungsstrategien gewinnen. Durch die kontinuierliche Selbstbeobachtung erkennen Patienten die Variabilität ihrer Beschwerden und mögliche Zusammenhänge zwischen Auslösebedingungen, Bewertungsmustern, affektivem und körperlichem Erleben.

Einsatz von Symptomprotokollen im Behandlungsverlauf

Ein Vorteil von Symptomprotokollen liegt darin, dass sie weniger stark retrospektiven Erinnerungsverzerrungen unterliegen. Die Verlaufsbeobachtung über mindestens zwei Wochen vor/zu Beginn der Biofeedback-Therapie und als Verlaufsmessung zu Behandlungsende bildet einen guten Standard. Der Vorteil eines erneuten Einsatzes im Verlauf der Behandlung liegt darin, dass lang bestehende Beschwerden typischerweise nicht auf einmal remittieren, sondern sich Intensität und Frequenz graduell reduzieren. Deshalb hilft die Protokollierung den Patienten, die erfolgenden Veränderungen besser in ihren Variationen wahrnehmen zu können.

Einfluss der Medikation auf Beschwerden und Körpersignale

Wichtig ist die Erhebung der *aktuellen Medikation* (Substanz, Dosierung, Einnahmedauer und -frequenz), da viele Substanzen einen unmittelbaren Einfluss auf die gemessenen physiologischen Reaktionssysteme haben (z. B. Benzodiazepine, trizyklische Antidepressiva, Ergotamine, Betablocker, Muskelrelaxantien). Auch können die Medikamenteneffekte in Verbindung mit der Aufrechterhaltung der Symptomatik selbst stehen. Ein Beispiel dafür stellt der sogenannte medikamenteninduzierte Dauerkopfschmerz in Folge hochfrequenter Analgetika-Einnahme dar, der schwer vom primären Kopfschmerz abgegrenzt werden kann.

Optionale Erfassung von Kontrollüberzeugung, Selbstwirksamkeit und Stressempfinden im Therapieverlauf

Es können außerdem weitere für die Biofeedback-Behandlung relevante Konstrukte erfasst werden. Hierzu zählen die behandlungsbezogenen Erwartungen, Kontrollüberzeugung oder Selbstwirksamkeit sowie das allgemeine Stressempfinden. Eine wiederholte Erfassung dieser Variablen im Therapieverlauf ermöglicht einen Überblick über das Eintreten wünschenswerter Verbesserung (z. B. Sinken des Stressempfindens, Steigerung der Kontrollüberzeugung) und hilft, mögliche Behandlungsbarrieren (z. B. Überforderung, mangelnde Motivation) frühzeitig zu identifizieren und zu adressieren.

3.2 Psychophysiologische Diagnostik

Ableitung mehrerer Biosignale zur Reaktivitätsbestimmung

Die psychophysiologische Diagnostik kann im Rahmen verschiedener Biofeedback-Protokolle unterschiedliche Gestalt annehmen. Im Regelfall werden in der diagnostischen psychophysiologischen Untersuchung symptomspezifische bzw. mit der Symptomatik assoziierte physiologische Reaktionen erfasst. Hierzu kommt eine parallele Ableitung mehrerer Biosignale zum Einsatz. Ziel ist es, festzustellen, welche Parameter in Ruhe oder unter Stress- oder Belastungsbedingungen besondere Auffälligkeiten zeigen.

Durch die Auswertung der entsprechenden Reaktivitätsmuster verschiedener Biosignale in den Messphasen können die Indikation von Biofeedback festgestellt und ein individuelles Trainings-Setup entwickelt werden. Dies gilt insbesondere dann, wenn die Art des anzuwendenden Biofeedbacks noch festzulegen ist. Im Frequenzbandtraining des EEG-Neurofeedbacks kann hierfür anstelle der Ableitung verschiedener Biosignale eine Beobachtung der Ausprägung verschiedener Frequenzbereiche im EEG erfolgen. Ein weiteres Ziel der psychophysiologischen Diagnostik kann in der Wahl des Erfolgskriteriums oder Schwellenwertes liegen, mit dem im Verlauf der Behandlung trainiert werden soll.

Erfolgskriterien an Diagnostik und spezifische Behandlungsprotokolle anpassen

Bei einigen standardisierten Biofeedback-Protokollen (z. B. HRV-Biofeedback, EEG-Neurofeedback) bestehen bereits vorgegebene Behandlungsrationale hinsichtlich der zu trainierenden Biosignale. Daher wird hier oft eine andere, spezifische Art der psychophysiologischen Diagnostik eingesetzt (z. B. Erfassung der individuellen Resonanzfrequenz der Atmung im HRV-Biofeedback, vgl. Kapitel 4.3).

Beispielkombinationen diagnostisch erfasster Biosignale bei ausgewählten Indikationsgebieten

- *ADHS:* EEG-Frequenzbereiche 0,5 bis 23 Hz in Ruhe und unter Konzentration, insbesondere Theta (4 bis 7 Hz) und Low Beta (ca. 13 bis 20 Hz) oder SMR (12 bis 15 Hz über zentralen Positionen).
- *Allgemeine stressassoziierte Beschwerden:* EMG M. frontalis/trapezius, EDA, Hauttemperatur, BVP, Atmung, HRV, ggf. EEG: Theta (4 bis 7 Hz), Alpha (8 bis 12 Hz), High Beta (23 bis 27 Hz).
- *Chronische Rückenschmerzen:* Bilaterales EMG an M. trapezius und weiteren Lokalisationen der paravertebralen Rückenmuskulatur.
- *Depression:* HRV, Atmung, EMG (v. a. bei gleichzeitiger Schmerzstörung).
- *Essentielle Hypertonie:* Blutdruck, HRV, Atmung, Hauttemperatur.
- *Kopfschmerzen vom Spannungstyp:* EMG M. frontalis/trapezius/sternocleidomastoideus/splenius.
- *Migräne:* BVP an der Schläfenarterie, EMG M. trapezius.
- *Panikattacken:* Atmung, HF, Hauttemperatur, EDA.

Durchführung und Auswertung der diagnostischen Sitzung

Vorbereitung der Messung. Während die *Sensoren* zur Messung der interessierenden physiologischen Prozesse angebracht werden, können ihre Funktionen kurz erläutert werden. Da die meisten Messungen für *Bewegungsartefakte* anfällig sind, wird der Patient gebeten, eine möglichst ruhige normale Körperhaltung einzunehmen (außer bei gezielten Übungen, z.B. Untersuchungen zu Bewegungsasymmetrien). Eine *Informationsvermittlung* zur Vorgehensweise hilft, das notwendige angstfreie Klima herzustellen.

Informationen über Messung und Artefakte vermitteln

Messung physiologischer Reaktionen. Um die Reaktionsbesonderheiten zu erfassen, weist die diagnostische Sitzung die folgende prototypische Sequenz an Messphasen auf:

- Adaptation (5 bis 10 Minuten),
- Baseline zu psychophysiologischer „Ruheaktivität", ohne Feedback (3 bis 5 Minuten),
- Selbstkontrolle ohne Feedback (5 Minuten),
- Stimulation 1 (z.B. Stressprovokation), ohne Feedback (2 Minuten),
- Rückbildungsphase 1, ohne Feedback (5 Minuten),
- Stimulation 2 (z.B. Stressprovokation), mit Feedback (2 Minuten),
- Rückbildungsphase 2, mit Feedback (5 Minuten),
- Abschließende Baseline.

Während dieser Messung entscheidet der Therapeut, ob bereits mit oder ohne für den Patienten sichtbarem Feedback gearbeitet wird. Einerseits sind die Patienten in der Regel sehr interessiert zu sehen, was gemessen wird. Andererseits kann die Rückkopplung direkt Auswirkungen auf die Messergebnisse haben (z.B. durch Verkrampfen, um möglichst geringe Reaktionen auf dem Bildschirm hervorzurufen oder umgekehrt direkte Versuche, das Feedbacksignal zu korrigieren). Insofern empfehlen wir eine Kombination aus beidem: Selbstregulation und Stimulation mit und ohne Feedback in verschiedenen Messphasen. Einzig auf spezifische Instruktionen zur Kontrolle einzelner Zielparameter wird hier typischerweise verzichtet.

Kombination von Messphasen mit und ohne Feedback

Um in der nachfolgenden Auswertung der Sitzung die Messphasen gut voneinander abgrenzen zu können, empfiehlt sich die Verwendung von „Markern", also der Markierung und Benennung der entsprechenden Messphasen während der Erfassung. Die gängigen Biofeedback-Systeme bieten diese Einstellung an.

Parallel zur Überwachung der Messung hat der Therapeut eine weitere wichtige Aufgabe: Über die *Verhaltensbeobachtung* des Patienten, z.B. hinsichtlich seiner Haltung, Atmung, äußerlich sichtbaren Zeichen der Anspannung können wichtige Informationen gewonnen werden. Es lassen sich bereits erste Hypothesen zu Einflussfaktoren auf die physiologischen Reaktionen generieren und potenzielle Artefaktquellen während der Ableitung entdecken.

Verhaltensbeobachtung liefert zusätzliche Informationen

Verschiedene Muster dysfunktionaler physiologischer Aktivität

Auswertung der Messung. Der Therapeut hat die Option, während der gesamten Sitzung die Messwertverläufe zu verfolgen. Es sollte jedoch auch Standard sein, die Messungen abzuspeichern und diese im Anschluss genau auszuwerten. Dabei kann grundsätzlich unterschieden werden, ob die gemessenen Bioparameter einen – im Vergleich zu erwarteten Ausprägungen – erhöhten Grundtonus aufweisen (z.B. erhöhte Amplituden im EMG, sehr geringe Werte der peripher gemessenen Temperatur) oder ob „Reaktivitätsbesonderheiten“ vorliegen. Hierunter fallen zumindest drei typische Aktivierungszeichen: die erhöhte Reaktion unmittelbar auf eine Stimulation, die verringerte Habituation bei Reizwiederholung und die verzögerte Erholung nach Stimulation, d.h. Rückkehr zu den Ausgangswerten (vgl. Abbildung 15).

Psychophysiologische Aktivierungszeichen	
Erhöhter Grundtonus	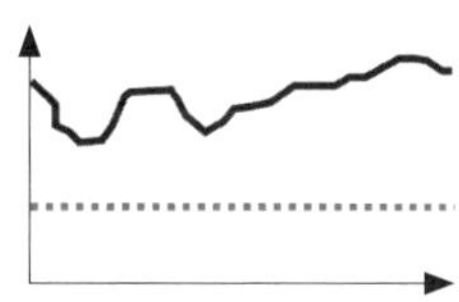
Erhöhte Reaktivität	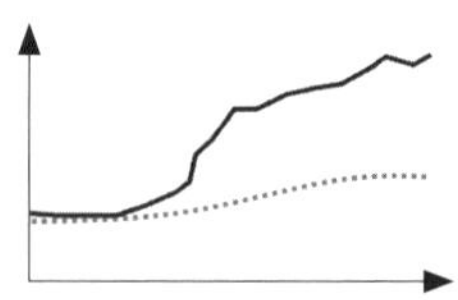
Verringerte/fehlende Habituation bei Reizwiederholung	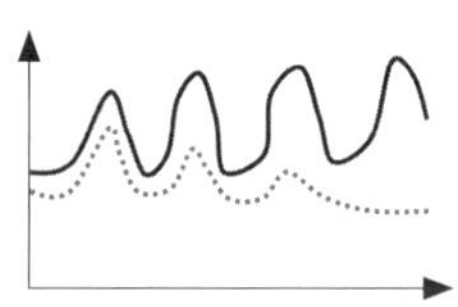
Verzögerte Erholungsphase nach Aktivierung	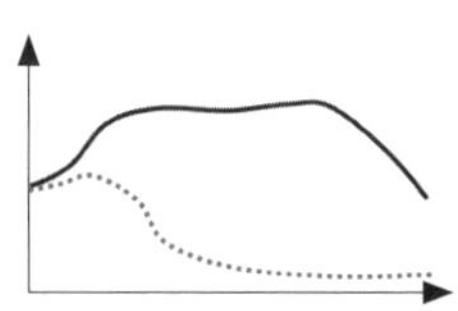

Abbildung 15: Verschiedene Verläufe dysfunktionaler psychophysiologischer Aktivierung (schwarz) im Vergleich zu erwarteten Normalverläufen (grau)

Indikation und Zielableitung. Auf Basis der Primärsymptomatik, weiterer anamnestischer Informationen und der psychophysiologischen Erstdiagnostik kann beurteilt werden, ob Biofeedback eine sinnvolle Behandlungsoption für den Patienten darstellt, welche Feedbackmethode in Frage kommt und welche genauen Ziele damit verfolgt werden.

Sinnvoll ist es zunächst, anhand des Störungsbildes bzw. der Diagnose zu ermitteln, ob entsprechende Standardprotokolle für Biofeedback-Behandlungen vorliegen und evidenzbasiert empfohlen werden können (vgl. Kapitel 5). Je nach Protokoll wird die psychophysiologische Diagnostik in die Behandlungsentscheidung und -planung einbezogen, indem zum Beispiel die für eine Person individuell sinnvollen Feedbacksignale oder Elektrodenplatzierungen ermittelt werden. Hierbei werden beispielsweise Muster spezifischer physiologischer Reaktivität (z. B. Reaktionen verschiedener Körpersysteme, wie Hauttemperatur oder EDA auf einen Stressor oder störungsspezifischen Reiz) erfasst, um diese Reaktivität im Biofeedback entsprechend zu mindern. Oder es erfolgt eine Prüfung allgemein erhöhter Körperaktivität (z. B. ein erhöhter Muskeltonus oder eine hohe Herzfrequenz), aufgrund der im Biofeedback eine Anspannungsreduktion anvisiert wird.

Das Feedbackverfahren hängt von Symptomatik, psychophysiologischen Reaktionsbesonderheiten und therapeutischer Zielsetzung ab

Beispiele für psychophysiologische Reaktionsbesonderheiten und Zielsetzungen der Biofeedback-Therapie in ausgewählten Standardprotokollen werden in den Kapiteln 4.2 bis 4.4 näher charakterisiert.

Eindeutige Kontraindikationen für Biofeedback bestehen selten. Sie können vorliegen, wenn eine Beeinflussung der Biosignale durch Erkrankungen, bestimmte körperliche Voraussetzungen oder Medikamente bestehen, die ein Training dieser Körpersignale verhindern (z. B. kardiovaskuläres Training mit Herzschrittmacher, Einfluss von Multipler Sklerose auf die Muskelaktivität). Für viele Biosignale bestehen zudem keine eindeutigen Normwerte, um die Ausgangslage des Patienten einzuordnen. Daher sollten die Möglichkeit und der Sinn des Einsatzes immer auf Basis der individuellen Ausgangslage des Patienten geprüft werden. Sollten Patienten Vorbehalte gegenüber dem technischen Equipment haben, kann der Einsatz von Biofeedback schwierig sein (vgl. Kapitel 4.6).

Wenige Kontraindikationen für Biofeedback

Teils liegen Biosignalausprägungen vor, die dem Training mit einem Standardprotokoll entgegenstehen (z. B. sehr geringe EEG-Aktivität in einem weiter zu reduzierenden Frequenzbereich, fehlende Hautleitfähigkeitsreaktionen beim EDA-Biofeedback oder eine Beeinflussung der Biosysteme durch Medikamente). In diesen Fällen kann der Einsatz von Biofeedback ebenfalls aufgrund der geringen Erfolgsaussichten in der Regulation der Biosignale wenig sinnvoll sein. Allerdings kann – je nach Protokoll und Zielsetzung – das Ausweichen auf andere Trainingsparameter oder Elektrodenpositionen möglich sein (z. B. bei allgemeinem Entspannungstraining, EMG-Biofeedback bei Schmerzen oder EEG-Neurofeedback).

Teils zeigen sich auch erst im Verlauf der Behandlung Probleme in der Regulation der Biosignale. So gibt es das Phänomen der „Non-Learner", die zum Beispiel im Vasokonstriktionstraining oder im EEG-Neurofeedback auch nach mehreren Sitzungen keine Kontrolle über ihre Biosignale ausüben

Individuelle Anpassung von Protokollen und Behandlungsplänen

können. Hier kann es auch bei einer fortgeschrittenen Behandlung nach einigen Sitzungen sinnvoll sein, die Biofeedback-Behandlung abzubrechen und auf andere Behandlungsmethoden auszuweichen, um Frustrationen des Patienten zu vermeiden.

Psychophysiologische Diagnostik für Zielsetzung und Umorientierung der Behandlung

Die nachfolgenden Fallbeispiele illustrieren mögliche Ableitungen der individuellen Zielsetzung und patientenorientierte Anpassungen von Biofeedback-Protokollen.

Fallbeispiel: Biofeedback-Zielsetzung durch psychophysiologische Diagnostik

Ein Patient stellt sich aufgrund von anhaltenden unspezifischen Rückenschmerzen vor. Nach eigenem Bericht entspringen die Schmerzen vor allem seiner chronisch verspannten Schulter- und Nackenmuskulatur. In der psychophysiologischen Mehrkanal-EMG-Diagnostik verschiedener Rückenmuskeln zeigt sich kein erhöhter Ruhetonus der Muskulatur. Jedoch zeigt sich bei mentalen Provokationstests (Konfrontation mit emotionalen Themen) eine auffällige EMG-Reaktivität im Trapezius-Muskel und im Rückenstrecker mit verzögerter Rückkehr zum Ausgangsniveau und linksseitiger Dominanz. Entsprechend wird ein Biofeedback-Protokoll auf Basis eines bilateralen EMG-Feedbacks der auffälligen Muskulatur gewählt, bei dem insbesondere die Entspannung der Muskulatur in emotionalen Stresssituationen wiederholt trainiert wird.

Fallbeispiel: Umorientierung einer ursprünglich avisierten Neurofeedback-Behandlung

Eine Patientin hat in einem Bericht von der Möglichkeit erfahren, durch Neurofeedback die Entspannungsfähigkeit zu erhöhen und möchte diese Behandlung probieren, um ihre Stressresistenz zu steigern. In der ersten Sitzung werden – neben dem EEG – weitere peripherphysiologische Parameter (Hauttemperatur, Hautleitfähigkeit, HRV) zu diagnostischen Zwecken erfasst. Die Patientin zeigt in Ruhe und in Provokationsphasen keine auffällig reduzierte Alpha-Aktivität oder erhöhte Beta-Aktivität im EEG, jedoch sehr starke Hautleitfähigkeitsreaktionen. In den ersten Feedback-Phasen fühlt sie sich zudem durch die Veränderung der EEG-Rückmeldungen zusätzlich unter Druck gesetzt. Aufgrund der psychophysiologischen Diagnostik und der hohen Ansprüche der Patientin an sich selbst, wird im Auswertungsgespräch die alternative Möglichkeit des Hautleitfähigkeits-Biofeedbacks besprochen. Die Patientin entscheidet sich dafür, ihren Umgang mit Stress zunächst mithilfe dieser Biofeedback-Variante zu verbessern, die ihr leichter zu erlernen erscheint.

4 Behandlung

In diesem Kapitel sollen grundlegende Aspekte der Biofeedback-Behandlung vorgestellt werden, beginnend mit einem Überblick über die einzelnen Behandlungs-Phasen (vgl. Kapitel 4.1) und gefolgt von den Prinzipien und Techniken zur Demonstration psychophysiologischer Zusammenhänge und Aktivierungsregulation (vgl. Kapitel 4.2), die bei sehr unterschiedlichen Störungen zum Einsatz kommen. Aufgrund der Bandbreite möglicher Einsatzgebiete können die genaueren Behandlungsprotokolle von Biofeedback und von Neurofeedback hier nur exemplarisch ausgeführt werden. Beispiele dafür sind im Bereich des peripherphysiologischen Biofeedback (vgl. Kapitel 4.3) das EMG-Biofeedback bei Schmerzstörungen und das HRV-Biofeedback bei autonomer Dysbalance, welches u.a. bei depressiven Störungen und zunehmend auch bei anderen psychischen Störungen eingesetzt und überprüft wird. Das Vorgehen der Neurofeedback-Behandlung (vgl. Kapitel 4.4) wird an dem am häufigsten verwendeten Ansatz des Frequenzband-Neurofeedback bei ADHS und Varianten bei Substanzgebrauchsstörungen vorgestellt. Abschließend werden Varianten zur Kombination mit Psychotherapie oder Entspannungsverfahren und technische Neuentwicklungen (vgl. Kapitel 4.5) sowie typische Durchführungsprobleme (vgl. Kapitel 4.6) vorgestellt.

Für alle Biofeedback-Behandlungen gilt, dass sie grundsätzlich in einer ruhigen und für den Patienten angenehmen Umgebung durchgeführt werden

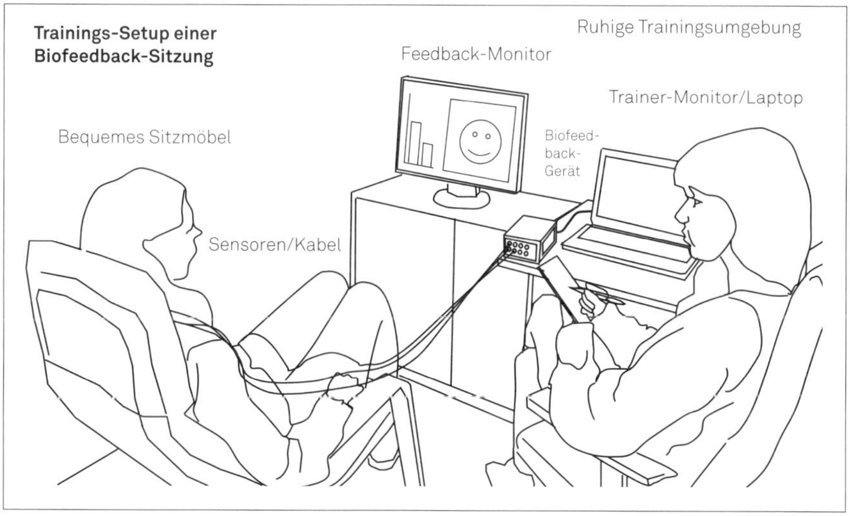

Abbildung 16: Generelles Setup einer Biofeedback-Sitzung

Ruhige und angenehme Umgebung für Biofeedback schaffen

sollten (Ausnahme: Erlernen neuer Bewältigungsstrategien unter Belastungssituationen). Zur grundlegenden Ausstattung gehören – neben dem Biofeedback-Equipment – entsprechende Computer und ein Monitor für die Darstellung des Feedbacks für den Patienten (vgl. Abbildung 16). Ein bequemes Sitzmöbel ist für viele Indikationsgebiete von Vorteil. Da einige Messungen eine Vorbehandlung der Haut oder die Verwendung von Elektrodenpasten erfordern, ist der Zugang zu einem Waschbecken ebenfalls sinnvoll.

4.1 Darstellung der Behandlungsphasen

Die Biofeedback-Behandlung folgt verschiedenen Phasen

Die Biofeedback-Behandlung gliedert sich in die Phasen der kognitiven Vorbereitung, des Erlernens der Selbstregulation (mit der Erwerbs- und Stabilisierungsphase) und des Alltagstransfers (vgl. Tabelle 3). Dabei können sich die Phasen beispielsweise durch die zunehmende Integration von Übungen zum Alltagstransfer überschneiden. Am Ende der Biofeedback-Behandlung soll die erworbene Selbstregulation auch ohne instrumentelle Unterstützung, d.h. ohne Feedbackfunktion, gelingen.

Tabelle 3: Phasen der Biofeedback-Behandlung

Phasentypische Ziele	Interventionselemente
1. Kognitive Vorbereitung	• Zielvereinbarung • Vermittlung des Therapierationals • Erklärung der gemessenen Biosignale
2. Erlernen der Selbstregulation	Erwerbsphase • Demonstration psychophysiologischer Zusammenhänge • Einsatz von visuellem oder auditivem Feedback • Ausprobieren und ggf. Vermittlung verschiedener Strategien zur Kontrolle des Biosignals • Automatisierung der Strategien durch Übung • Anpassung des Übungskriteriums mit steigendem Schwierigkeitsgrad (u.a. Einsatz von Schwellenwerten) Stabilisierungsphase • Variation der Übungsbedingungen (von optimalen (Ruhe-) Bedingungen zur Integration alltagsrelevanter Stressoren, beanspruchende Körperhaltungen o.Ä.)
3. Generalisierung und Alltagstransfer	• Zunehmende Ausblendung der direkten Rückmeldung • Übungen in relevanten Alltagssituationen • Transferkarten • Tragbare Trainingsgeräte • Symptom- und Übungsprotokolle • Evaluation der erlernten Strategien und Behandlung

4.1.1 Kognitive Vorbereitung

Angemessen Informationen vermitteln und positive Erwartungen schaffen

Zur Vorbereitung auf die Biofeedback-Behandlung gehören die *Vermittlung des Therapierationals*, Informationen zur Vorgehensweise und eine gemeinsam erarbeitete Zielvereinbarung. Die kognitive Vorbereitung ist von wesentlicher Bedeutung, da sie die (Erfolgs-)Erwartungen des Patienten und damit den tatsächlichen Behandlungserfolg beeinflussen kann. Da die zu regulierenden Parameter, insbesondere beim Neurofeedback, ein teilweise komplexes Hintergrundwissen bedingen können, ist es gleichzeitig wichtig, den Patienten nicht mit zu vielen Informationen zu überfordern. Beispielhaft werden im Folgenden therapeutische Erklärungen zu Biofeedback und Neurofeedback für unterschiedliche Indikationsgebiete dargestellt:

Biofeedback bei chronischen körperlichen Beschwerden: „In der Biofeedback-Therapie werden körperliche Prozesse gemessen (sogenannte Biosignale), die kaum oder ungenau wahrnehmbar sind und in für Sie sichtbare (oder hörbare) Signale verwandelt werden. Feedback bedeutet die Rückmeldung dieser Prozesse an Sie. Einerseits interessieren dabei vor allem die Körperreaktionen, die ganz allgemein im Zusammenhang mit menschlichem Erleben und Verhalten stehen, d.h. beispielsweise Anspannung und Entspannung. Andererseits befassen wir uns speziell mit Ihren individuellen körperlichen Beschwerden.

Ziel ist es erstens aufzuzeigen, durch welche Faktoren diese Körperreaktionen mit beeinflusst werden. Auf diese Weise können Sie in den folgenden Sitzungen überprüfen, welche weiteren Erklärungsmöglichkeiten es für die Entstehung von körperlichen Missempfindungen geben kann und inwiefern diese an Ihren Beschwerden beteiligt sind.

In einem zweiten Schritt werden Möglichkeiten vermittelt, die Prozesse (willentlich) zu beeinflussen, d.h. eigene Einflussmöglichkeiten auf Ihre Symptomatik aufzubauen.

Zu den physiologischen Prozessen, die an der Entstehung und Aufrechterhaltung der Symptome beteiligt sein können, zählen z.B. muskuläre Verspannung (bei Schmerzsymptomatik), ein allgemein erhöhtes Anspannungsniveau und innere Unruhe oder auch Besonderheiten der Atmung (z.B. bei Bauch- und Unterbauchbeschwerden)."

Neurofeedback bei exzessivem Verhalten: „Das Neurofeedback arbeitet mit den Messungen der Gehirnströme, also eines Elektroenzephalogramms (EEG). Während der Neurofeedbacksitzungen werden Elektroden mithilfe einer Kappe auf der Kopfoberfläche befestigt. Diese zeichnen das EEG auf. Da die elektrische Aktivität des Gehirns an der Kopfoberfläche sehr schwach ist, ist es erforderlich, dass Stellen, an denen Elektroden angebracht werden, mithilfe einer speziellen Paste und Alkohol gereinigt werden. Der Kontakt zwischen Elektrode und Kopfoberfläche wird über ein in Salzwasser getränktes Stoffstück hergestellt.

In der Behandlung wird Ihnen Ihre Gehirnaktivität in Echtzeit auf dem Monitor präsentiert. Dort sehen Sie zwei Balken und eine Strand-Animation. Der linke Balken präsentiert Ihre High-Beta-Aktivität. Diese zeigt an, dass Ihr Gehirn in einen Stresszustand versetzt wurde. Diese Aktivität sollen Sie unter dem vorgegebenen Schwellenwert halten. Der rechte Balken zeigt Ihre Muskelaktivität an, z. B. wenn Sie sich verkrampfen. Diese soll ebenfalls unter der angezeigten Schwelle gehalten werden. Wenn Sie beide Balken erfolgreich unter der Schwelle halten, läuft die dargestellte Strand-Animation flüssig. Über die Rückmeldung auf dem Bildschirm können Sie Ihre persönliche Strategie finden, um Ihr Gehirn in den gewünschten Zustand zu versetzen."

Neurofeedback bei Kindern mit ADHS: „In den Trainings werde ich dir eine Kappe aufsetzen, an der Elektroden befestigt sind. Mit diesen Elektroden können wir deine Gehirnaktivität auf dem Bildschirm sichtbar machen. Dafür muss ich vorher den Kopf ausmessen und an einigen Stellen saubermachen. Dann setze ich dir die Kappe auf, sodass sie nicht drückt oder ziept.

Die gemessene Gehirnaktivität zeigt dir dann in der Trainingssitzung an, ob du dich in dem Moment gut konzentrierst oder ob du abgelenkt bist. Wenn du dich konzentrierst, kannst du in dem Spiel auf dem Bildschirm deine Figur bewegen und Punkte sammeln. Wenn du abgelenkt bist, wird deine Figur stehen bleiben und du sammelst keine Punkte. Du sollst versuchen, insgesamt so viele Punkte wie möglich zu sammeln. Aber wenn es zwischendurch einmal nicht so gut klappt, brauchst du dich nicht zu ärgern – das ist ganz normal. Durch die Rückmeldung auf dem Monitor kannst du lernen, wie du dich am besten über eine längere Zeit konzentrieren kannst und welche Tricks dafür besonders gut helfen.

Wenn du eine Pause brauchst oder etwas trinken möchtest, kannst du mir Bescheid geben. Es ist aber wichtig, dass du versuchst, mindestens 5 Minuten das Spiel zu spielen, bevor wir eine Pause machen. Je länger du dabei bleibst, desto besser."

4.1.2 Erlernen der Selbstregulation

Auch die eigentlichen Biofeedback-Sitzungen weisen eine prototypische Struktur auf. In Tabelle 4 wird ein Überblick gegeben, wie sich diese Inhalte innerhalb einer Sitzung gliedern lassen.

Tabelle 4: Ablauf bzw. Inhalte einer Biofeedback-Sitzung

Beschreibung	Inhalte	Ziel/Zweck	Dauer
1. Kognitive Vorbereitung	Zielbestimmung der Sitzung, Anlegen der Sensoren, Hausaufgaben nachbesprechen	Erfahrungen erfassen, Erfolgserwartung vermitteln	≥ 5–10 Min.
2. Adaptation und Baseline	Ohne spezielle Instruktion	Gewöhnung und Messung physiologischer Aktivität ohne Einflussnahme	5–10 Min.
3. Kontrolle körperlicher Prozesse	Übung der Kontrolle mit und ohne Feedback zu den Körpersignalen, ggf. Ergänzung um Stimulations-/Stressphasen	Erlernen der Beeinflussung körperlicher Aktivität durch Feedback und Transferübungen (z. B. ohne Feedback, unter bestimmten Bedingungen)	Je nach Protokoll 10–30 Min.
4. Nachbesprechung/ Sitzungsevaluation	Besprechung der Sitzung anhand des gespeicherten Werteverlaufs	Beurteilung der Übungserfolge und der Schwierigkeiten, Ableitung von Hausaufgaben	5–10 Min.

Adaptationsphase zum Einpendeln der Biosignale

Adaptation und Baseline. Die anfängliche Adaptationsphase über 5 bis 10 Minuten (je nach physiologischem Signal) dient zum einen der Gewöhnung des Patienten an die Situation. Ihre Dauer bestimmt sich aber auch aus möglichen Einflussfaktoren auf das gemessene physiologische System (z. B. körperliche Aktivität, Temperatureinflüsse). Zum anderen kann der Therapeut hier die Signalgüte überprüfen und bei Bedarf die Messsensoren nachjustieren. Wenn eine ausreichende Adaptation des Organismus erfolgt ist, beginnt die Erfassung der Baseline, also einer Ruhemessung. Sie erlaubt die Beurteilung der Ausgangswerte der erfassten Reaktionssysteme, ohne schon spezifische Selbstregulationsstrategien einzusetzen. Der Therapeut kann auf dieser Basis – je nach Protokoll – Schwellenwerte für das spätere Feedback bestimmen.

Kontinuierliche Rückmeldung dient der Verhaltensformung

Kontrolle körperlicher Prozesse. Ein zentrales Ziel der Biofeedback-Therapie besteht darin, die *Kontrolle* über die zurückgemeldeten körperlichen Funktionen zu erlernen. Um dieses Ziel zu erreichen, wird im Rahmen des Biofeedbacks in der Regel die schrittweise Verhaltensformung („Shaping“) als zentrales Lernprinzip vorgeschlagen. Dies kann erreicht werden, indem das Biosignal bei ausreichender Messsensibilität kontinuierlich zurückgemeldet wird und so jede kleine Veränderung widerspiegelt (z. B. proportionales Abfallen der Tonhöhe bei Temperatur-Anstieg). Der Patient nimmt so die Kontingenz seiner Verhaltensweisen mit den Auswirkungen auf das Biosignal und damit die zugrunde liegende Körperaktivität wahr. Das Verhalten kann damit Schritt für Schritt in eine erwünschte Richtung (Reduktion der Muskelspannung, Optimierung der Gehirnaktivität etc.) geformt werden.

Erfolgswahrscheinlichkeit und Rückmeldungen durch Anpassung der Schwellenwerte motivierend gestalten

Alternativ kann ein *Zielkriterium* bestimmt werden (als „Schwelle" optisch im Kurvenverlauf markiert), welches in einer Übungsphase erreicht werden soll. Das Zielkriterium sollte v.a. zu Beginn nur leicht vom Ausgangswert abweichen, um eine unmittelbar positive Rückmeldung zu ermöglichen. Dies lässt sich z.B. bei EMG-Biofeedback gut einsetzen: Mit einer sichtbaren Schwelle wird das Zielkriterium abgebildet, und das erfolgreiche Unter- oder ggf. Überschreiten wird mit einem zusätzlichen visuellen oder akustischen Signal verstärkt. Wenn der Patient ein Zielkriterium sicher erreichen kann, wird der Schwierigkeitsgrad sukzessive gesteigert bis das übergeordnete Übungsziel (Reduktion bestimmter negativer Symptome) erreicht wird. Wie häufig die Regulation in einem Zeitabschnitt gelingt, kann in den meisten Biofeedback-Systemen durch eine entsprechende Erfolgsquote oder einen Erfolgszähler abgebildet werden. Zusätzlich hat der Therapeut die Möglichkeit, die aktuelle Erfolgswahrscheinlichkeit bei der gesetzten Schwelle zu überwachen. So wird es möglich, den Schwellenwert gegebenenfalls anzupassen, um Frustrationen des Patienten bei geringem Regulationserfolg zu vermeiden oder die Schwierigkeit bei sehr gutem Regulationserfolg zu erhöhen. Eine Erfolgswahrscheinlichkeit zwischen 70 und 80 % bietet in der Regel ein gutes Gleichgewicht von Herausforderung und Erfolgserlebnissen. Der Therapeut sollte sich trotz der „maschinellen Verstärkung" nicht die Gelegenheit entgehen lassen, Übungserfolge auch verbal zu verstärken.

Verschiedene Phasen zum Erlernen der Kontrolle über Körperreaktionen

Im Verlauf der Sitzung können in den Übungsphasen zum Erwerb der Kontrolle über körperliche Prozesse verschiedene Lernphasen bzw. -bedingungen geschaffen werden. Diese können beispielsweise wie folgt aufgeteilt sein:

1. Selbstkontrolle unter Entspannung ohne Feedback (3 bis 5 Minuten).
2. Stimulation durch Konfrontation mit Stressoren (körperlich, mental) zur Beobachtung der physiologischen Reaktivität und Rückbildung (je 1 bis 3 Minuten).
3. Regulation der Körperaktivität mit Biofeedback zur Verbesserung der Kontrolle (unterschiedliche Dauer).
4. Selbstkontrolle ohne Feedback zur Beurteilung der Veränderung (3 bis 5 Minuten).

Während die Phase 3 zu jeder Biofeedback-Behandlung gehört, werden Umfang und Häufigkeit der übrigen Phasen durch das zu behandelnde Störungsbild und die therapeutische Zielsetzung beeinflusst (Stimulationsphasen sind z.B. nicht in jedem Protokoll vorgesehen). Es empfiehlt sich jedoch stets im fortschreitenden Verlauf der Behandlung Phasen ohne Feedback einzubauen, um den Transfer in den Alltag zu fördern.

Beispielhaft wird hier die therapeutische Übungsinstruktion bei einer Patientin mit Bruxismus im Anschluss an eine Baseline-Erhebung vorgestellt:

„Hier am Bildschirm erkennen Sie den Verlauf Ihrer aktuellen Muskelanspannung im Kieferbereich. Zu Beginn, als Sie sich zurücklehnten und die Augen schlossen, waren die Anspannungswerte ganz niedrig und damit völlig in einem unauffälligen Normbereich. Im Verlauf der Ruhephase jedoch verzeichnete sich kontinuierlich ein Anstieg der Werte *(parallel am Kurvenverlauf zeigen)*. Es zeigt die unwillkürliche Muskelanspannung, die zu Ihren Beschwerden beiträgt. Zugleich weisen die guten Ausgangswerte darauf hin, dass Sie zwischendurch sehr gut lockerlassen können. Ich möchte Ihnen nun folgende Übung vorschlagen: Ich markiere den entspannten Normalbereich mit dieser Schwelle. Nur wenn Ihre Muskelanspannung wieder über diesen Bereich hinausgeht, werden Sie ein akustisches Signal hören. Probieren Sie es gerade einmal aus, bewusst aufzubeißen ... *(sofortiges Einsetzen des Tones)*. Wenn Sie jetzt wieder loslassen, wird auch der Ton wieder weg sein ... Probieren Sie nun bitte die folgenden 5 Minuten, den Ton möglichst selten oder nur kurz zu hören."

Instruktion zur Kontrolle des Signals, nicht der Körperaktivität selbst

Der Patient wird im vorangegangenen Beispiel nicht gebeten, die Spannung der Muskulatur zu reduzieren oder sich „zu entspannen", sondern das Feedbacksignal in eine bestimmte Richtung zu verschieben (d.h. den Ton zu kontrollieren). Da der Ton die unmittelbare Repräsentation des erfassten physiologischen Signals darstellt (hier: Die Muskelspannung einer bestimmten Muskelgruppe) wird darüber auch der Muskel selbst kontrolliert.

Die „Kontroll-Strategie"

Oft wird in der Praxis gefragt, welche Strategien den Patienten für eine erfolgreiche Kontrolle vermittelt werden sollen. Das Grundprinzip von Biofeedback basiert im Sinne der operanten Konditionierung darauf, dass die Auftretenswahrscheinlichkeit von beliebigem Verhalten bei kontingent positiver Verstärkung steigt. Demgemäß ist es nicht *notwendig*, dem Patienten eine spezifische Kontrollstrategie an die Hand zu geben. Die Veränderung ist zu erwarten, indem sich durch Versuch und Irrtum mit entsprechendem Feedback ganz individuelle Strategien ausbilden. Allerdings ist dies doch zu „puristisch" gedacht. In der Praxis werden auch Vorschläge zur Beeinflussung des Feedbacksignals unterbreitet. Dies können, je nach Zielsetzung, die Anleitung zu Entspannungs- und Atemübungen, Aufmerksamkeitsfokussierung, Imagination, Haltungsänderungen usw. sein. Häufig werden auch Autosuggestionen, Visualisierung oder das „Denken an Nichts" als wirkungsvolle Strategien berichtet. Daneben gibt es beispielsweise im atembasierten Biofeedback (z.B. HRV-Biofeedback) durchaus explizit vorgegebene Kontrollstrategien, z.B. eine vorgegebene Atemfrequenz. Ergänzt werden kann die Anleitung ggf. mit der Aufforderung, mit eigenen Strategien zur Einflussnahme auf das Feedbacksignal „zu spielen". Besonders beim

Neurofeedback werden solche Anleitungen genutzt. Bei ADHS wird der Patient beispielsweise nicht instruiert, „sich zu konzentrieren", sondern die gemessenen Amplituden herauf- oder herunterzuregulieren. Wenn diese Aufgabe wiederholt gelingt, stellt sich auch das Gefühl der Konzentration ein.

Nachbesprechung und Sitzungsevaluation. Zum Abschluss jeder Sitzung ist es zur Beurteilung der Behandlungsfortschritte sinnvoll, den Patienten zu seinem Befinden und seiner subjektiven Erfahrung in der jeweiligen Sitzung zu befragen. Er kann z. B. mitteilen, wie er die aktuelle Symptombelastung wahrnimmt, was sich im Training gut angefühlt hat und wo Schwierigkeiten bestanden. Auch die Tagesform kann hier reflektiert werden. Zum Beispiel über Fragen wie:

„Wenn Sie jetzt die Sitzung für sich bewerten, welche Aspekte erschienen Ihnen dann wichtig?"

Eine sehr gute Unterstützung bietet die Möglichkeit der gemeinsamen Betrachtung der erfassten Messignale über den Sitzungsverlauf. In der Regel bieten die Biofeedback-Systeme spezielle Rückschau-Bildschirme, die verschiedene Einstellungen erlauben. Beispielsweise können alle gemessenen oder aber spezifische Biosignale aufgerufen werden. Auch kann die gespeicherte Messung als Ganzes oder in Ausschnitten gezeigt werden. Hier kann auch Bezug zu den wahrgenommenen Erfolgen und Schwierigkeiten in Regulationsphasen ohne Feedback genommen werden und diese können anhand der objektiven Messungen validiert oder widerlegt werden. Bei Bedarf kann die Sitzungsevaluation auch schriftlich in einem Sitzungsprotokoll oder -fragebogen erfasst und festgehalten werden.

Biofeedback-Sitzungen erfolgen in der Regel therapeutenbegleitet

Rolle des Therapeuten. Der Standard der Biofeedback-Therapie besteht darin, dass der Therapeut während der Messungen anwesend ist. Dies erlaubt Sitzungsablauf, Übungsprotokolle und Therapieinhalte flexibel zu gestalten. Rückmeldemodalitäten, das Übungszielkriterium und Verstärkerpläne sollten durch den Therapeuten kurzfristig angepasst werden können, auch um beispielsweise einer übermäßigen Frustration des Patienten vorzubeugen. Auch Artefakte können unmittelbar erkannt und adressiert werden. Denn ein kontingentes Feedback der physiologischen Aktivität ist für den Kontrollerwerb wichtig. Daher sollte sichergestellt werden, dass die gemessenen Signale eine gute Qualität aufweisen und die Messung nicht durch Artefakte (z. B. durch Bewegungen, Atmung, mangelnde Elektrodenhaftung o. Ä.) verfälscht wird. Bei fortgeschrittener Behandlung kann es zum Transfer sinnvoll sein, kurze Phasen einzuplanen, in denen der Patient die Anwendung der Selbstkontrollmöglichkeiten ohne Anwesenheit eines Therapeuten übt.

4.1.3 Alltagstransfer und Generalisierung der Therapieerfolge

Transferübungen in der Behandlung. Die *Rückmeldung der Biosignale* sollte zu Trainingsbeginn kontinuierlich erfolgen, um erste Lernerfolge zu stabilisieren. Im Verlauf und v.a. gegen Ende der Therapie wird die Rückmeldung immer wieder phasenweise *ausgeblendet* (in sogenannten Selbstkontrollphasen, siehe oben). Dieses kann beispielsweise durch das Ausschalten des Patienten-Monitors geschehen. Die Messung läuft während dieser Zeit weiter und ermöglicht dem Therapeuten, den Lernerfolg des Patienten zu beurteilen. Gerade diese Transferübungen können bei dem Patienten einen zusätzlichen motivierenden Effekt ergeben.

Ausblenden der Rückmeldung in Selbstkontrollphasen

Stimulation- und Stressphasen. Auch werden die Übungsbedingungen erschwert und maximale Realitätsnähe hergestellt, indem *alltagsrelevante Stressphasen* in den Sitzungsablauf integriert werden. Hier bietet sich auch die Verwendung von Audio- oder Videomaterial des Patienten an (z.B. Handyvideos von kritischen Alltagssituationen und Umgebungen). Auch die Bearbeitung von bestimmten Aufgaben (z.B. Rechenaufgaben, Schulaufgaben) kann für einen Alltagstransfer herangezogen werden.

Hausaufgaben. Zusätzlich haben im gesamten Therapieverlauf die *Hausaufgaben* einen wesentlichen Stellenwert, da es in der Regel darum geht, die Kontrolle der Zielparameter auch im alltäglichen Umfeld zu üben und zu testen. In der Vorbereitung darauf sollte geklärt werden, wie und unter welchen häuslichen Bedingungen die gelernten „Biofeedback-Techniken" abgerufen werden können. Da die wiederholt trainierten physiologischen Parameter gemäß den Prinzipien des klassischen Konditionierens mit den entsprechenden Reizen (visuelle Darstellung und Reize auf dem Patientenmonitor) gekoppelt werden, sollten sich positive physiologische Veränderungen auch über die entsprechenden relevanten Reize abrufen lassen. Unterstützend können „Hinweis-Karten" (Transfer-Karten), „Aufzeichnungen aus der Sitzung" als Hinweisreize im Alltag oder Techniken der Stimuluskontrolle und Übungsprotokolle eingesetzt werden. Bei einigen Indikationsbereichen hat es sich als hilfreich erwiesen, den Patienten *tragbare Übungsgeräte* zu überlassen (z.B. bei Bruxismus oder Inkontinenz).

Alltagsrelevante Stressphasen, Hausaufgaben und Hinweisreize für Transfer

Transfer durch Übungsgeräte für den Heimgebrauch

Evaluation des Behandlungserfolges. Zum Abschluss der Biofeedback-Behandlung (und ggf. auch schon in Zwischenevaluationen) sollte gemeinsam mit dem Patienten der Behandlungserfolg betrachtet und ausgewertet werden. Dieser bezieht sich meist speziell auf den Symptomverlauf, kann aber auch Kognitionen zum Krankheitsbild oder allgemein die subjektive Wahrnehmung der Kontroll- und Bewältigungsstrategien und die Bewertung der Eignung von Biofeedback umfassen. Parallel zur Erfassung von Veränderung der Symptomatik und Beeinträchtigung ist es im Rahmen von Biofeedback möglich,

Gemeinsame Beurteilung des Behandlungserfolgs mit dem Patienten

auch die Veränderung physiologischer Reaktionen (Messwertverlauf Beginn vs. Ende Behandlung) heranzuziehen. Auch ein Beleuchten des Alltagstransfers ist hier von besonderer Bedeutung.

Folgende Fragen können zum Abschluss der Lernphase und/oder der Behandlung gestellt werden:

- „Wie hilfreich erlebten Sie die Biofeedback-Behandlung zur Bewältigung Ihrer ...?"
- „Wie schätzen Sie Ihre Möglichkeiten ein, die Beschwerden zu beeinflussen? Was genau hilft Ihnen?"
- „Wie werden Sie das hier Gelernte in Ihrem Alltag umsetzen *(konkrete Umsetzungsvorschläge erbitten)*? Welche Schwierigkeiten können dabei auftreten?"

4.2 Psychophysiologische Zusammenhänge und Aktivierungsregulation

Regulation der Aktivierung als Ausgangspunkt vieler Biofeedback-Protokolle

Biofeedback wird häufig den selbstregulativen Entspannungsmethoden – hier mit apparativer Unterstützung – zugeordnet. Tatsächlich gibt es eine Vielfalt an Indikationsgebieten (z. B. Hypertonie, Reizdarmsyndrom, Schlafstörung), bei denen Biofeedback mit dem Ziel eingesetzt wird, erhöhte Aktivierung zu reduzieren. Diese Anwendungen setzen jedoch die Entscheidung voraus, ob das Ziel in einer allgemeinen oder einer spezifischen Aktivierungsreduktion besteht. Vorteil der Biofeedback-Methode ist es, die individuellen Reaktionsbesonderheiten als Ausgangsbasis erfassen zu können, d. h. in welchem Biosignal und unter welchen Reizbedingungen sich die Aktivierung zeigt. So kann ein geeignetes Trainingssignal und -protokoll identifiziert werden.

In der Folge werden daher die beiden eng miteinander in Verbindung stehenden Anwendungen von Biofeedback, die „Stressprovokation" und die „Stressreduktion", genauer dargestellt.

4.2.1 Stressprovokation: Individuelle Einflussfaktoren erkennen

Demonstration psychophysiologischer Zusammenhänge für „Aha-Effekte"

Zu verschiedenen Zeitpunkten im Rahmen der Biofeedback-Therapie können *individuelle Stressoren* eingesetzt werden, um die individuelle Stressreaktion zu provozieren. Hierzu können Leistungsstressoren, soziale Stressoren, emotionale Stressoren, körperliche Stressoren oder störungsspezifische Hinweisreize herangezogen werden (vgl. Kasten). Zu Beginn der Therapie kann ihr Einsatz hilfreich sein, um *psychophysiologische Wirkzusammenhänge* zu zeigen: Der Patient kann am Bildschirm sehen, wie sein Körper auf bestimmte Ereignisse reagiert (z. B. Anstieg der Muskelanspannung in schmerznaher Region, Anstieg der Herzfrequenz bei Konfrontation mit einem Angstreiz). Gerade bei Patienten, die Schwierigkeiten haben, psychische Einflussfaktoren auf ihre körperliche Symptomatik zu erkennen, löst diese Demonstration häufig einen „Aha-Effekt" aus. Auf der Basis der *wiederholten Erfahrung*, wie mentale Prozesse die körperlichen Vorgänge in einer bestimmten Weise verändern, können einseitig somatisch orientierte Erklärungsmuster hinterfragt und alternative Erklärungsmechanismen für die Beschwerden angeboten werden. Informationen zu körperlichen Regulationsmechanismen können dann bei der gemeinsamen Betrachtung des Kurvenverlaufs gegeben werden.

Zielsetzungen psychophysiologischer Demonstrationen, d. h. des Einsatzes von Stimulationstests im Laufe der Biofeedback-Therapie können sein:

- Individuelle Reaktionsbesonderheiten identifizieren.
- Individuelle Auslösebedingungen identifizieren (interne und externe Faktoren).
- Stressreaktion erklären.
- Erweiterung des subjektiven Krankheitskonzepts, indem Zusammenhang zwischen Auslösebedingungen und Körperreaktionen gezeigt und Verbindung zu Erwartung/Bewertungsvorgängen und Affekt (z. B. Angst) hergestellt wird.
- Entpathologisierung der körperlichen Reaktionen bei mangelndem Vertrauen in Selbstregulation mithilfe der sichtbaren physiologischen Reaktionen.

Beispiele zur Stimulation der Stressreaktion

- *Leistungsstressoren*, z. B. Kopfrechnen, Wissensfragen unter Zeitdruck („Ich bitte Sie, die folgenden Aufgaben möglichst schnell und ohne einen Fehler zu machen/zu lösen.").
- *Soziale Stressoren*, z. B. Vorstellung einer schwierigen interaktionellen Situation oder Ankündigung, eine Aufgabe vor Publikum lösen zu müssen („Ich werde die folgende Übung hier mit der Kamera aufzeichnen – es geht darum, ein Lied ohne Noten und Text frei zu singen.").
- *Emotionale Stressoren*, z. B. Imagination eines persönlich belastenden Ereignisses („Bitte stellen Sie sich jetzt – vor Ihrem inneren Auge – eine Situation vor, die Sie als belastend und unangenehm in Erinnerung haben. Dabei sollten Sie sich möglichst gut an die Einzelheiten erinnern können, an das Geschehen, was Sie in der Situation innerlich erlebt haben, wie die Reaktionen anderer waren, ...").
- *Körperliche Stressoren*, z. B. Einnahme einer veränderten Körperhaltung, Aktivierung durch Ergometer-Benutzung, Hyperventilationsprovokations-Test.

- *Physikalische Stressoren*, z.B. Lärm, aufgenommene Geräuschkulissen, Kaltwassertest.
- *Störungsspezifische Stressoren*, z.B. Imagination oder Konfrontation mit einem Angstreiz (Bild, Filmmaterial).
- *Aufmerksamkeitsfokussierung*, z.B. auf körperliche Beschwerden oder (subjektiv beunruhigende) körperliche Veränderungen („Lenken Sie zunächst Ihre Aufmerksamkeit auf Ihre Atmung und beobachten Sie die Regelmäßigkeit der Ein- und Ausatmung (...). Konzentrieren Sie nun Ihre Aufmerksamkeit auf (Beschwerdebereich), nehmen Sie alles genau wahr, ...").
- *Kontextspezifische Stressoren*, z.B. arbeitsplatzbezogene Belastungskonstellationen, aufgenommene Geräuschkulissen, Haltung bei Bildschirmtätigkeit.

Generelles Vorgehen

Einsatz von Stressoren stets ankündigen

Vorbereitung. Bei der gemeinsamen Zielbestimmung für die Sitzung wird beispielsweise festgelegt, dass es darum gehen wird, die den Beschwerden zugrunde liegenden Mechanismen etwas verständlicher werden zu lassen und Einflussfaktoren und -möglichkeiten auf die körperliche Symptomatik zu testen bzw. aufzubauen. Der Einsatz von Stressoren wird entweder direkt angekündigt oder indirekt über die „Einladung zu einem Experiment" eingeleitet. Im späteren Therapieverlauf können die Provokationstests auch als Übungen zur Steigerung des Schwierigkeitsgrads begründet werden.

Messung. Meist wird hierfür eine der Mehrkanalableitungen vorgenommen (vgl. Kapitel 3.2). Die eigentliche Biofeedback-Sequenz beginnt mit einer Baseline-Phase. Anschließend wird ein erster Stressor oder mentaler Belastungsprovokationstest vorgegeben. Währenddessen wird die individuelle Stressreaktion registriert. Die erste Demonstration wird mit einer Erholungs- oder Entspannungsphase (zur Rückbildung der Biosignale) abgeschlossen. Zur nachträglichen Identifikation bestimmter Messphasen ist es hilfreich, sogenannte „Marker" zur setzen.

Dauer der Stressphasen an Zielsetzung anpassen

Durchführung. Die Stressphasen sind in der Regel nur von kurzer Dauer, d.h. 1 bis 5 Minuten, wenn es im Vordergrund steht, verschiedene Auslösebedingungen zu testen und psychophysiologische Zusammenhänge aufzuzeigen. Im Verlauf – im Rahmen des gezielten Einsatzes der dann bereits erworbenen Selbstkontrollstrategien – kann die Exposition an diese Stimuli auch länger sein (z.B. Anspannungsreaktion reduzieren, während ein Band mit Alltagsgeräuschen läuft oder Muskelaktivität im Schulter-Nackenbereich bei Simulation einer typischen beanspruchenden beruflichen Tätigkeit lösen).

Nachbesprechung des Stressprovokationstests

Nachbesprechung. Im Anschluss an die Messung sichten Therapeut und Patient gemeinsam die gespeicherten Messwertverläufe, um die Reaktionsbesonderheiten während der Stressprovokation und der Erholungsphase zu identifizieren (vgl. Abbildung 17). Die Erklärung der individuellen Stressreaktion (z. B. Zusammenspiel von Auslösebedingung, innerer Verarbeitung und sichtbarer Reaktion) kann in Verbindung mit zusätzlichen Informationen zu physiologischen Regelungsmechanismen oder zur Stressreaktion erfolgen.

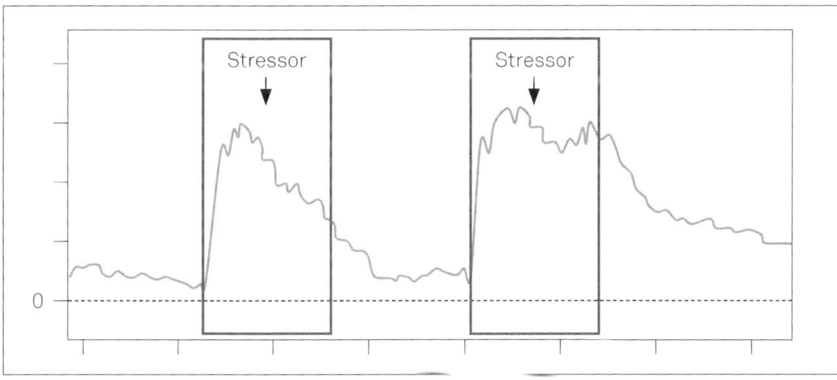

Abbildung 17: Exemplarische Kurvenverläufe einer EMG-Ableitung (Amplitude) bei der Demonstration psychophysiologischer Zusammenhänge in einem Stressprovokationstest

Im Folgenden sind einige mögliche Vorgaben für ein einleitendes Gespräch zur Nachbesprechung mit Patienten aufgezeigt. In der dargestellten Situation werden die gemessenen physiologischen Veränderungen als Antwort auf einen Stressprovokationstest besprochen:

- „Welche Veränderungen haben Sie bei sich während dieser Abfolge aus Ruhephase, Leistungstest und Ruhephase beobachtet?" (...)
- „Wenn wir uns jetzt die Kurven anschauen: Es zeigen sich einige Veränderungen, die bereits bei Ankündigung der ersten Aufgaben aufgetreten sind. Die gemessene Muskelanspannung ist deutlich angestiegen und auch die anderen Kurven (z. B. Hauttemperatur, Hautleitfähigkeit) zeigen eine deutliche Aktivierung. Es wurden körperliche Reaktionen ausgelöst, die ganz typisch für eine Stressreaktion sind, die auch ‚Kampf-Fluchtreaktion' genannt wird." *(+ ggf. weitere Information, siehe z. B. Kaluza 1996).*
- „Was denken Sie hat diese Reaktion ausgelöst? (...) Erinnern Sie sich vielleicht noch daran, was Ihnen durch den Kopf ging als ich Sie aufforderte, auf die Fragen möglichst schnell eine Antwort zu finden/sich in die Situation ___ hineinzuversetzen?" *(+ Relevanz der Bewertungsvorgänge erarbeiten).*

Berücksichtigung natürlicher Deaktivierungsreaktionen

Für die Identifikation von Reaktionsbesonderheiten werden auch die physiologischen Reaktionen in der an die Stimulation anschließenden Erholungsphase beachtet. Die *prototypische Reaktion* nach Stressprovokation ist *Deaktivierung*, auch ohne, dass hierfür gezielt Entspannungsstrategien eingesetzt werden müssen.

In der gemeinsamen Betrachtung der physiologischen Reaktionen auf Stressprovokation und der sich anschließenden Erholung der Messwerte (z. B. sichtbar in der Rückkehr der Werte auf Ausgangsniveau) können die Aktivierungsprozesse und deren Anpassungsfunktion als „natürliche Mechanismen" eingeführt werden, um die stattfindenden Veränderungen der Körperfunktionen zu entpathologisieren.

Möglichkeit anhaltender Aktivierungsreaktionen

Jedoch zeigt sich bei einigen Personen unter Umständen auch in der Erholungsphase eine *anhaltende Aktivierung*. Beispiele dafür sind:

a) Starke Schwankungen in den Hautleitfähigkeitsreaktionen mit häufigen Spontanfluktuationen und anhaltend hoher Amplitude („wie ein Sägeblatt") oder eine weiter abfallende Hauttemperatur weisen häufig auf eine weitere mentale Beschäftigung mit dem vorangegangenen Ereignis hin.
b) Die elektromyographische Reaktion weist eine verzögerte Rückbildung auf (d. h. kehrt nur zögerlich auf das Ausgangsniveau zurück). Dies steht ggf. mit anhaltenden Muskelkontraktionen in Verbindung, da die Wahrnehmung zur aktiven Entspannung der Muskulatur fehlt.
c) Verschiedene Biosignale weisen anhaltende Aktivierungszeichen auf. Zu prüfen ist in diesem Fall, ob beispielsweise ein erhöhter Leistungsanspruch der selbstregulierenden Entspannungsreaktion entgegenwirkt oder die unter Ruhebedingungen verstärkte Körperwahrnehmung angstvoll erlebt wird und zu erneuter Aktivierung führt.

Besonderheit: Psychophysiologisches Erklärungskonzept entwickeln

Biofeedback zur Erweiterung des subjektiven Krankheitskonzeptes

Menschen, die an psychischen Störungen wie der Somatisierungsstörung, Hypochondrie oder einer Panikstörung leiden, zeigen die Tendenz, die eigenen körperlichen Reaktionen als bedrohlich oder als körperliche Krankheitsanzeichen zu bewerten. Auch bei unspezifischen Schmerzsyndromen, Tinnitus oder Reizdarmsyndrom stellen katastrophisierende Kognitionen hinsichtlich der Körpersensationen einen Risikofaktor für Chronifizierung und Beeinträchtigung dar. In diesem Fall kann es das zentrale Ziel der Biofeedback-Anwendung sein, das subjektive Krankheitskonzept um psychophysiologische Wirkzusammenhänge zu erweitern.

Dafür sind *wiederholte Erfahrungen* der eigenen psychophysiologischen Zusammenhänge gerade bei rigiden Überzeugungen bzw. starkem Überzeugungsgrad notwendig, um die Kognitionen selbst bzw. kognitive Prozesse wie

Interpretationsverzerrungen zu verändern. Folgendes Vorgehen ergänzt die oben beschriebenen Interventionen:

- Verschiedenartige potenzielle Auslösebedingungen bzw. Einflussfaktoren sollten in ihrer Wirkung überprüft werden. Dazu zählen neben individuellen Stressoren auch die Prüfung der Effekte positiver Erlebnisinhalte auf das Körpergeschehen und -erleben.
- Besonders nützlich kann es sein, aufzuzeigen, dass bereits die Ankündigung eines Stressors bzw. eines Ereignisses reicht, um die körperlichen Reaktionen zu provozieren. Auf diese Weise erfährt der Patient, dass nicht die äußeren Bedingungen erforderlich sind, sondern innere Prozesse wie Erwartungen, Gedanken, Bilder oder die innere Beschäftigung mit affektiv relevanten Themen die körperlichen Veränderungen auslösen.
- Die gezielte Provokation körperlicher Reaktionen mittels Ergometer oder Hyperventilations-Experiment sind geeignet, um die schnelle körperliche Selbstregulationsfähigkeit im Anschluss zu visualisieren.
- Auch können die tatsächlichen physiologischen Reaktionen mit subjektiven körperlichen Veränderungen direkt verglichen werden (z. B. wiederholtes Erfragen der subjektiven Herzfrequenz vs. objektiver Messwerte zu mehreren Zeitpunkten während und direkt im Anschluss an die Nutzung eines Ergometers). Auf diese Weise kann überprüft werden, ob die Person zu einer Fehlwahrnehmung (z. B. Überschätzung) der körperlichen Reaktionen neigt.
- Mit Übungen zur Aufmerksamkeitsfokussierung vs. -umlenkung parallel zur Messung der physiologischen Reaktionen kann verdeutlicht werden, dass allein die Verschiebung der Aufmerksamkeit auf den Körper zur verstärkten Symptomwahrnehmung führt, ohne dass es zu einer Aktivierung in der physiologischen Reaktion kommt.
- Die in der Sitzung erarbeiteten Zusammenhänge sollten durch die Patienten hinsichtlich ihrer Gültigkeit im Alltag überprüft werden, beispielsweise durch den Einsatz von Selbstbeobachtungsprotokollen als Hausaufgabe.
- Vertiefende Psychoedukation, um Zusammenhänge aus etablierten Störungsmodellen in Verbindung mit den eigenen Erfahrungen zu bringen (z. B. der Teufelskreis bei chronischem Schmerz aus „Angst/ängstliche Erwartung/Verunsicherung → muskulärer Verspannung → Schmerz").
- Die therapeutische Grundhaltung ist davon geprägt, nicht das organmedizinische Konzept des Patienten zu „widerlegen", sondern ergänzende Erklärungsmöglichkeiten anzubieten.

Demonstration psychophysiologischer Zusammenhänge bei somatoformen Störungen

Entsprechend des Ziels, katastrophisierende Kognitionen zu körperlichen Symptomen zu modifizieren und den Prozess zur Entwicklung eines psychophysiologischen Störungsmodells zu fördern, liegt der Schwerpunkt der ersten drei von sechs Sitzungen einer Behandlung von Patienten mit somatoformen Störungen auf der Demonstration psychophysiologischer Zusammenhänge (Martin & Rief, 2011). Überblicksartig sind die zentralen Inhalte in Tabelle 5 dargestellt. Erst darauf aufbauend werden die weiteren Sitzungen zum Aufbau von Selbstregulation genutzt.

Tabelle 5: Entwicklung eines psychophysiologischen Krankheitsmodells: Aufbau und Kernelemente von Biofeedback bei somatoformen Störungen (nach Martin & Rief, 2011).

	Sitzung	Inhalte
1	BFB-Phasen	• Baseline • Leistungsstressor als mentaler Provokationstest • Ruhephase
	Besprechung	• Individuelle Stressreaktion • Informationsvermittlung zum Zusammenhang äußerer Belastungen, innerer Bewertungen und Körperreaktion
	Transfer/Hausaufgabe	• Informationsblatt zu körperlicher Stress- und Entspannungsreaktion
2	BFB-Phasen	• Baseline • Sozialer Stressor als mentaler Provokationstest • Ruhephase • Imagination eines belastenden Ereignisses/offenen Problems • Ruhephase • Imagination angenehmer Bilder (Fantasiereise) • Ruhephase
	Besprechung	• Anhand der Sitzungskurven Wirkung von Gedanken (Erwartungen, Bewertungen) auf Gefühl, physiologische Reaktionen und Symptomwahrnehmung
	Transfer/Hausaufgabe	• Überprüfen der Zusammenhänge: Selbstbeobachtung in belastenden Situationen (Protokoll)
3	BFB-Phasen	• Baseline • Aufmerksamkeitsfokussierung auf Beschwerden • Ruhephase • Angeleitete Aufmerksamkeitsumlenkung
	Besprechung	• Einfluss von Aufmerksamkeitsfokussierung auf Symptomwahrnehmung • Entwicklung des psychophysiologischen Modells auf Basis der Zusammenfassung aus Sitzungen und zwischenzeitlichen Erfahrungen des Patienten
	Transfer/Hausaufgabe	• Überprüfen der Zusammenhänge: Aufmerksamkeitsumlenkung (Übung)

Besonderheit: Psychophysiologische Demonstration mit Neurofeedback – Cue Reactivity

Einsatz von Cue-Exposure-Protokollen bei Sucht oder Essstörungen

In der Anwendung des Neurofeedbacks können entsprechende Protokolle eingesetzt werden, um die Reaktivität des Patienten auf bestimmte Hinweisreize (Cue Reactivity) darzustellen, die mit dem Störungsbild bzw. dem Behandlungsgrund einhergehen. In der Behandlung von Störungen des Essverhaltens oder Substanzgebrauchsstörungen können diese *Cue-Exposure*-Protokolle beispielsweise die neurophysiologische Reaktivität auf entsprechende Hinweisreize veranschaulichen (Blume et al. 2022; Schmidt, Kärgel & Opwis, 2017; Schmidt & Martin, 2016). Dabei würde beispielsweise ein Raucher auf die Konfrontation mit einem Hinweisreiz (z. B. Bild einer Zigarette) oder eine Person mit Essanfällen auf die Konfrontation mit Lebensmitteln mit einer bestimmten Veränderung der EEG-Aktivität (z. B. Anstieg von High-Beta-Aktivität) reagieren. So besteht die Möglichkeit, dem Patienten zu verdeutlichen, dass Prozesse auf der neuronalen Ebene mit seinem subjektiven Erleben (z. B. Suchtdruck/„Craving") einhergehen. Zusätzlich erwirbt der Patient durch die wiederholte Konfrontation und Selbstregulation Kontrolle über die dysfunktionale Gehirnaktivität durch das Feedback. Dies fördert auch hier ein psychophysiologisches Störungsmodell und kann einer Selbststigmatisierung (Wahrnehmung der eigenen Kontrollverluste als Disziplinlosigkeit oder Charakterschwäche) entgegenwirken.

4.2.2 Stressreduktion: Entspannungsreaktion fördern

Stressreduktion als häufiges Ziel von Biofeedback

Eine der häufigsten Ziele der Biofeedback-Anwendung stellt die Förderung von Entspannung über die Reduktion erhöhter Aktivierung dar. Dabei kann es entweder darum gehen, die allgemeine Entspannungsreaktion zu fördern oder spezifische physiologische Aktivierungsparameter und -muster zu verändern. Das Vorgehen ähnelt aufgrund seines übenden Charakters bei gestuften Schwierigkeitsgraden durchaus anderen entspannungsfördernden Techniken, welche die aktive Anwendung von Selbstkontrollstrategien betonen. Vorteil der Biofeedback-Methode ist, dass die physiologischen Reaktionen in unmittelbarer zeitlicher Nähe und hoher Auflösung zurückgemeldet werden und damit erste Veränderungen bereits sichtbar werden, wenn sie subjektiv ggf. noch nicht wahrgenommen werden.

Generelles Vorgehen

Vorbereitung. Das generelle Sitzungsziel des Erwerbs von Selbstkontrolle über erhöhte Aktivierung kann dem Patienten auf unterschiedliche Weise vermittelt werden. Ganz allgemein kann erläutert werden, dass es um die Verbesserung der eigenen Einflussstrategien auf die körperliche Anspannungsreaktion geht. Sinnvollerweise wird dabei zu den Befunden aus der diagnostischen Sitzung bzw. auf Reaktionsbesonderheiten bei Einsatz der stimulierenden Stressprovokationstests Bezug genommen (vgl. Kapitel 4.2.1).

Messung. Ausgehend von der peripherphysiologischen Multikanal-Diagnostik wird für das eigentliche Training der Entspannungsreaktion der auffälligste/reagibelste Parameter der vorangegangenen Messung gewählt. Beispiele für die Rückmeldeparameter zur Reduktion erhöhter Aktivierung finden sich in Abbildung 18.

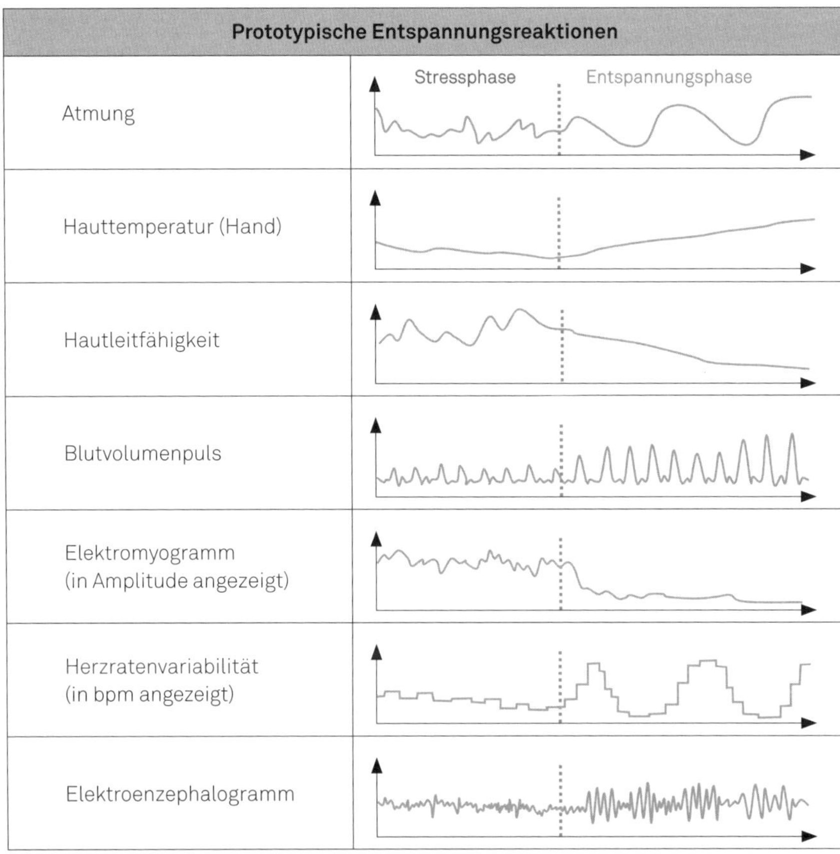

Abbildung 18: Typische Feedback-Signale in Verbindung mit dem Ziel, Aktivierung zu reduzieren und die Darstellung prototypischer Entspannungsreaktionen

Identifikation passender Parameter zur Darstellung der Entspannungsreaktion

Falls ein solch spezifischer Reaktionsparameter nicht zu identifizieren ist und es um die Förderung der allgemeinen Entspannungsreaktion geht, wird zum Einstieg sehr häufig das *Temperatur-Feedback* (Handerwärmungstraining) gewählt. Zum einen gilt die an der Hautoberfläche gemessene Temperatur als guter Indikator für die Entspannungsreaktion, zum anderen ist die Messtechnik leicht anzuwenden und das gemessene Signal sehr robust. Zumeist erfolgt die Rückmeldung der Temperatur über ein visuelles Feedback. Gerade aber in Verbindung mit dem Ziel, die Entspannungsreaktion zu fördern, kann ein auditives Feedback sinnvoll sein, da der Patient mit geschlossenen Augen seine Strategien zur Beeinflussung des Signals erproben kann.

Merke

Temperatur-Feedback stellt eine gute Biofeedback-Modalität zur Förderung der allgemeinen Entspannungsreaktion dar. Mit zunehmendem Entspannungsgrad weiten sich die peripheren Blutgefäße, die Temperatur an der Hautoberfläche der Fingerspitzen steigt an. „Übersetzt" wird diese Veränderung in ein visuelles Feedback mit ansteigendem Kurvenverlauf, in proportional wärmer werdende Farben bei Wahl einer Animation oder ein akustisches Feedback mit umgekehrt-proportionaler Tonhöhe.

Atemfeedback als Variante zur Entspannungsförderung

Häufig wird auch ein *Feedback der Atmung* (respiratorisches Feedback) zur Entspannungsförderung herangezogen. Wird der Atemzyklus in einem definierten Zeitintervall (z. B. 30 Sekunden) auf dem Bildschirm visualisiert, lassen sich die Reduktion der Atemfrequenz, Regelmäßigkeit des Ein- und Ausatmens und sogar längere Aus- als Einatmungsphasen als Zeichen der Entspannungsreaktion erkennen. Zur Unterstützung bieten einige Biofeedback-Systeme sogenannte Pacer an, die wie Schrittmacher eine voreingestellte Zielfrequenz aufzeigen. Eine spezifische Erweiterung des respiratorischen Feedbacks stellt das *HRV-Biofeedback* dar (vgl. Kapitel 4.3.2).

Neurofeedback zur Reduktion kortikaler Erregung

Auch *Neurofeedback* wird zur Reduktion von Arousal genutzt; im einfachsten Fall wird das EEG monopolar an den Ableitungsorten CZ oder PZ abgeleitet. Zur allgemeinen Anspannungsreduktion wird zumeist eine Dominanz der Power des Alpha-Frequenzbereichs (8 bis 12 Hz) angestrebt. Bis dieser Zustand zeitlich stabil ist (länger als 30 Sekunden) wird in der Regel eine längere Messstrecke benötigt. Hierbei ist es wichtig, dass Patienten die Augen während der Entspannung geöffnet halten (das Schließen der Augen fördert die Alpha-Aktivität automatisch). Eine weitere Option besteht in der Stärkung des sensomotorischen Rhythmus (SMR: 12 bis 15 Hz über den motorischen Arealen; Cz, C3, C4). Da der SMR in Verbindung mit einem entspannten Wachzustand steht, aber ebenfalls Überlappungen mit den sogenannten „Schlafspindeln" im EEG aufweist, wird dieses Frequenzband sowohl zur Förderung der Entspannung und ruhigen Aufmerksamkeit als auch zur Behandlung von Schlafstörungen trainiert (Schabus et al., 2014).

Selbstregulationsphasen mit Feedback an Trainingssignal anpassen

Durchführung. Die physiologische Aktivität wird kontinuierlich während der hier typischen Phasen mit Baseline-Messung, Selbstregulation mit Feedback und Selbstregulation ohne Feedback aufgezeichnet. Zu Beginn sollte überprüft werden, wie sich der Zielparameter allein durch das Einnehmen einer entspannten Körperhaltung (oder ggf. Augenschließen) verändert. Ebenso dient eine initiale Selbstregulationsphase ohne Feedback dem Testen bereits bestehender Selbstkontrollkompetenzen.

Die Biofeedback-Phase im engeren Sinne (Selbstregulation mit Feedback) kann in mehrere kürzere Übungssequenzen untergliedert werden. Die Länge dieser Übungsfenster richtet sich zum einen nach Besonderheiten des gemessenen Reaktionssystems und des Therapiefortschritts. Für Temperatur, Hautleitfähigkeit, Atmung, HRV werden Phasen von 5 bis 15 Minuten empfohlen. Für EMG und BVP können mehrere, deutlich kürzere Intervalle von 2 bis 5 Minuten mit kurzen Pausen hintereinander gekettet werden. Für das EEG sollten die Feedbackphasen 5 bis 20 Minuten nicht unterschreiten (zu Beginn eher länger).

Gemeinsame Rückschau auf Strategien und Erfolge mit dem Patienten

Nachbesprechung. Sinnvoll ist es, direkt im Anschluss die physiologischen Veränderungen mit den subjektiv wahrgenommenen Veränderungen abzugleichen, z. B. mit den folgenden Fragen:

- „Welche Veränderungen haben Sie gespürt?"
- „Was haben Sie während der Entspannungsphase wahrgenommen?"

Diese Informationen sind wertvoll, um die Kongruenz der eigenen Wahrnehmung mit faktischen physiologischen Veränderungen zu beurteilen (Interozeption). Auch wird die eingesetzte individuelle Strategie – die mehr oder weniger bewusst sein kann – exploriert, z. B.:

„Was haben Sie gemacht, um [Signal] in die gewünschte Richtung zu verändern?"

Oftmals nimmt die Introspektion in dieser Hinsicht im Behandlungsverlauf zu, was die Übertragung in Alltagssituationen ohne verfügbares Feedback fördern kann. Die gemeinsame Sitzungsrückschau anhand der Messwertverläufe zur Beurteilung der individuellen Entspannungsreaktion kann durch allgemeine Informationen zur körperlichen und mentalen Entspannungsreaktion ergänzt werden.

Verschiedene Ursachen können Entspannungsreaktionen hemmen

Besonderheit. Nicht immer gelingt es den Patienten, die eigene Aktivierung zu reduzieren oder auch die körperliche Entspannungsreaktion bewusst wahrzunehmen. In Tabelle 6 finden sich einige dieser Reaktionsbesonderheiten und beispielhafte Strategien zum Umgang damit.

Tabelle 6: Besonderheiten bei der Reduktion von Stress/Erregung mit Biofeedback

Besonderheit	Umgang in der Biofeedback-Therapie
Unzureichende Wahrnehmung der Entspannungsreaktion: Patient erlebt sein Aktivierungsniveau unverändert hoch, während eine Entspannungsreaktion gemessen wird.	Spezifischer Vorteil von Biofeedback, da im Rahmen der Messwertverläufe bereits minimale Veränderungen des Parameters bzw. Trends vom Pol der Aktivierung zur Deaktiviertheit aufgezeigt werden können (in Sekundenfenstern).
Person beabsichtigt zu entspannen – physiologisch passiert das Gegenteil, sichtbar in ansteigender Aktivierung.	Exploration des Erlebens des Patienten. In den allermeisten Fällen Leistungsdruck (prototypischer Satz eines Patienten „Ich *muss* mich entspannen") oder „störende Gedanken" (gedankliches Abschweifen, Rumination, sich aufdrängende belastende Erinnerungen oder Sorgen).
Die physiologische Entspannungsreaktion wird nicht „positiv", ggf. sogar aversiv erlebt.	Gemeinsam mit den Patienten überlegen, was zu dieser Einschätzung beiträgt. Informationen über die Effekte von Aufmerksamkeitslenkung und über die körperliche Entspannungsreaktion: Die Aufmerksamkeitslenkung auf den Körper unter Ruhebedingungen begünstigt die Wahrnehmung körperlicher Reaktionen, denen sonst wenig Beachtung geschenkt wird (z. B. Verspannung, Herzschlag, Atmung). Dies kann Sensationen in Verbindung mit der körperlichen Entspannungsreaktion selbst einschließen (z. B. Kribbeln in den Händen, Magengeräusche). Die Aufklärung über die allgemeine und individuelle Entspannungsreaktion kann Akzeptanz verbessern, ggf. ergänzende Anleitung zur bewertungsfreien Annahme des Erlebens.
Entspannungsförderung mittels Atem-Feedback: Konzentration auf Atmung wird aversiv erlebt und führt zu angestrengter/verkrampfter Atmung.	Veränderung der Instruktion, den Rhythmus der Ein- und Ausatmung „nur" zu beobachten, ohne steuernd einzugreifen, ggf. Feedback ausblenden während reiner Atembeobachtung (z. B. mit Anleitung zur Diskrimination des „kühlen Lufthauchs an der Nase beim Einatmen und der erwärmten Luft beim Ausatmen"), alternativ Einsatz entspannungsfördernder Imagination (Umlenkung des Aufmerksamkeitsfokus) mit indirekter Veränderung der Atmung.

4.3 Exemplarische peripherphysiologische Biofeedback-Anwendungen

4.3.1 EMG-Biofeedback bei Schmerzstörungen mit muskulärer Beteiligung

Einsatz von EMG-Biofeedback bei verschiedenen Schmerzstörungen

Bei einer Reihe chronischer Schmerzstörungen kommt Biofeedback unter Verwendung des EMG als Feedbacksignal zum Einsatz, da bei diesen eine muskuloskelettale Beteiligung angenommen wird, auch wenn von einer bislang nicht vollständig geklärten multifaktoriellen Genese ausgegangen werden muss. Neben peripherphysiologischen Reaktionsbesonderheiten werden beispielweise bei chronischen Kopfschmerzen auch zentralnervöse Schmerzmechanismen (zentralnervöse Sensibilisierung, reduzierte antinozizeptive Hemmung) als beteiligt angenommen.

Zu den besonders häufigen Indikationen des EMG-Biofeedbacks zählen Kopfschmerzen vom Spannungstyp (KST), Gesichtsschmerzen bei temporomandibulären Dysfunktionen (TMD) und chronische (unspezifische) Rückenschmerzen (RS). EMG-Biofeedback kann auch bei Migräne-Kopfschmerz zur Episodenprophylaxe indiziert sein, gerade falls Muskelanspannung die Migräneepisoden triggert. Bei häufigen Migräneepisoden erscheint allerdings die Verwendung eines Vasokonstriktions-/Vasodilatationstrainings indizierter, da die erlernte Vasokonstriktion der Schläfenarterie potenziell auch zur Anfallskupierung eingesetzt werden kann.

Da das Rational und das grundlegende Vorgehen der EMG-Biofeedback-Techniken bei den Schmerzsyndromen hier große Parallelen aufweisen, werden diese im Überblick dargestellt. In den meisten Behandlungsprotokollen werden 6 bis 12 Sitzungen vorgesehen, wobei die Anzahl der Biofeedback-Sitzungen auch abhängig von begleitenden nicht pharmakologischen Therapiemaßnahmen (z.B. kognitive Verhaltenstherapie, Entspannung, Sport-/Physiotherapie) ist.

Rational. Die Anwendung von EMG-Biofeedback wird in diesen Indikationsgebieten primär in einer mehr oder weniger stark ausgeprägten Beteiligung ungünstiger Muskelaktivität am Schmerzgeschehen begründet. Beispielsweise werden bei Kopfschmerzen vom Spannungstyp diagnostisch Varianten in Abhängigkeit von feststellbaren Störungen der perikranialen Muskulatur unterschieden (International Headache Society, 2018). Bei Gesichtsschmerz/TMD werden neben möglichen Dysfunktionen des Kauapparates oder Bissanomalien auch eine erhöhte Muskelaktivität der betroffenen Muskeln (v.a. des äußeren Kaumuskels, M. masseter), eine erhöhte Stressreaktivität und andere psychische Faktoren verantwortlich gemacht (u.a. Glaros & Burton, 2004).

Die ungünstige Muskelaktivität kann sich generalisiert und andauernd zeigen. Das heißt einerseits sowohl unter Ruhe- als auch unter Beanspruchungsbedingungen und andererseits während akuter Schmerzepisoden und in schmerzfreien Intervallen. Sehr häufig zeigt sich die „Muskelmehraktivität" jedoch primär bei körperlichen und/oder mentalen Beanspruchungen:

Mehraktivierung der Muskulatur in Ruhe oder in Verbindung mit Triggersituationen

1. *Biomechanische Zusammenhänge*
   - Motorische Aktivitäten werden mit mehr Muskelaktivität durchgeführt als für die Tätigkeit erforderlich ist (generalisierte Überaktivierung).
   - Muskuläre Anspannung in Verbindung mit spezifischen Körperhaltungen, beispielsweise bei einseitig belastenden Positionen, aber auch im Rahmen von Schonhaltungen, die sich im Laufe der Schmerzchronifizierung ausgebildet haben. Eine Besonderheit stellen mögliche muskuläre Dysbalancen, das heißt asymmetrische Beanspruchungen der Muskelgruppen der linken und rechten Körperhälfte, dar.

Muskelaktivität in Verbindung mit Körperhaltung und Schonverhalten

2. *Psychosoziale Stresszusammenhänge*
   - Muskuläre Aktivierung tritt in Antizipation oder als direkte Reaktion auf wahrgenommene Bedrohung als individuell spezifische Stressreaktion (vgl. „Kampf-oder-Flucht-Reaktion") auf. Eine solche Reaktion kann auch durch mentale Aktivitäten wie Sorgen, Grübeln oder Erinnerungen an belastende Erfahrungen ausgelöst werden. Angstauslösende Gedanken und Vorstellungen in Verbindung mit den Schmerzen selbst können zu einem Aufschaukelungsprozess führen (vgl. Schmerzkreislauf und Fear-Avoidance-Modell mit der aktivierenden Rolle schmerzbezogener Kognitionen und Angst vor den Konsequenzen von körperlichen Aktivitäten, muskuläre Anspannungsreaktion, Schmerzintensivierung, Vlaeyen & Linton, 2000).

Wirkung innerer und äußerer Stressoren auf die Muskelaktivität

Nach beiden Ansätzen kann sich eine aufschaukelnde Wechselwirkung von Muskelverspannung und Schmerzerleben ergeben.

Oftmals sind sich die betroffenen Personen ihrer Muskelmehrbeanspruchung nicht bewusst, verfügen über eine *schlechte Wahrnehmung* muskulärer Anspannungsvorgänge oder nehmen diese erst dann wahr, wenn die Schmerzen bereits eingesetzt haben. Demnach werden folgende Ziele im Rahmen des EMG-Biofeedbacks bei diesen Schmerzsyndromen verfolgt:

Verbesserung der Wahrnehmung muskulärer Anspannungsvorgänge

- Identifikation der individuellen Auslösebedingungen für die Muskelmehraktivität und die Schmerzintensivierung.
- Verbesserung der Wahrnehmung für muskuläre Anspannung, um gegensteuernde Maßnahmen einzuleiten und
- Abbau ungünstiger Muskelmehranspannung durch die gezielte Rückmeldung der Muskelaktivität – und zwar im Hinblick auf die Intensität der Reaktion, ihre Dauer und Häufigkeit.

Platzierung der EMG-Elektroden auf beteiligter und angrenzender Muskulatur

Durchführung. Die Ableitung des Oberflächen-EMG erfolgt an den für die Schmerzsymptomatik relevanten Muskelgruppen. Zumindest in der Diagnostikphase sollten Ableitungen an mehreren, auch den angrenzenden Muskelgruppen vorgenommen werden. Folgende EMG-Ableitungen sind zu empfehlen:

- Bei Kopfschmerz vom Spannungstyp (KST) an der Frontalis-Muskulatur (bezeichnet vereinfachend die EMG-Ableitung am Venter frontalis des M. occipitofrontalis), am oberen M. trapezius und weiteren perikranialen Muskelgruppen, wie z. B. M. temporalis, M. masseter, M. sternocleidomastoideus, M. splenius.
- Bei temporomandibulärer Dysfunktion (TMD) vor allem am äußeren Kaumuskel (M. masseter), gelegentlich an der Frontalis-Muskulatur oder Schläfenmuskel (M. temporalis).
- Bei Rückenschmerz (RS) meist beidseits der Wirbelsäule an verschiedenen Bereichen der Rückenmuskulatur, vor allem am M. trapezius, M. sacrospinalis, M. erector spinae.

Die Elektrodenplatzierungen sind in Abbildung 10 (vgl. Seite 21) illustriert, wobei insbesondere in der Diagnostikphase und teilweise in der Biofeedback-Behandlung selbst eine simultane Ableitung an beiden Seiten des Körpers erfolgen sollte, um Links-Rechts-Asymmetrien der Aktivität identifizieren zu können.

Identifikation von Auslösern der Muskelmehraktivität durch Provokation

Identifikation von Auslösebedingungen. Um Reaktionsbesonderheiten zu identifizieren, werden die EMG-Messungen unter verschiedenen *Bedingungen*, d.h. also unter Ruhe- wie Aktivierungsbedingungen, vorgenommen. Dabei können standardisierte Stressprovokationstest und individuelle Stressoren von hinreichender Dauer herangezogen werden (Vorgehen vgl. Kapitel 4.2.1). Abbildung 17 auf Seite 45 zeigt die EMG-Amplitudenveränderung, wie sie beispielhaft bei dem Einsatz von Stressprovokationstests zu verzeichnen ist. So kann unter anderem herausgefunden werden, ob (erst) bei wiederholten Stressoren die Amplitude im EMG-Signal auch unter Ruhebedingungen erhöht bleibt.

Verschiedene Haltungen und Bewegungen zur Diagnostik einsetzen

Weiter ist es Standard, die EMG-Ableitungen bei unterschiedlichen *Haltungen* der Person vorzunehmen. Dies kann Messungen in schmerzauslösenden Haltungen ebenso wie typische Arbeitshaltungen der Person einschließen. Dazu zählen bei RS Messungen in sitzender und in aufrechtstehender Körperhaltung. Bei KST und TMD empfiehlt sich, auch die Messwertverläufe bei geöffneten mit geschlossenen Augen zu vergleichen. Während Messungen bei bestimmten eingenommenen Haltungen (statische Messungen) am häufigsten vorgenommen werden, können sie auch während bestimmter Bewegungsabläufe (dynamische Messungen) für diagnostische Zwecke indiziert sein. Beurteilt wird hierbei beispielsweise, ob eine motorische Tätigkeit (z. B. Kopfdrehungen, Rückenbeugen) mit mehr Muskelaktivierung durchgeführt wird als dafür erforderlich sein sollte und ob nach Abschluss der Bewegung eine erwartungsgemäße Rückbildung des EMG-Signals auf eine angemessene Erholung der Muskulatur hinweist.

Besonderheit. Es kann bei einzelnen Personen sein, dass trotz muskulärer Schmerzen, Spannungsgefühlen oder Drucksensitivität das EMG keine auffällige Amplitude aufweist, sondern im Normbereich liegt (z. B. 0,7 µV, enge Elektrodenplatzierung). Als Lösung können zunächst die Filtereinstellung überprüft werden. Gerade enge Filter eliminieren die Aktivität in niedrigen Frequenzbereichen bei erschöpfter Muskulatur/chronischer Verspannung. Bei Verwendung eines Nadel-EMGs (primär in spezifischer medizinischer Diagnostik eingesetzt), das isolierter die Aktivierung einzelner Muskelfasern registriert, könnten dennoch spezifische Reaktionsmuster identifizierbar sein, die im Oberflächen-EMG nicht mehr abgebildet werden. Nach Trigger-Modellen wird hier von einer starken Beteiligung des sympathischen Nervensystems ausgegangen. Für die Biofeedback-Praxis kann das bedeuten, sich für eine andere Feedback-Modalität, wie z. B. das HRV-Biofeedback, zu entscheiden, wenn keine entsprechende EMG-Aktivität erkennbar ist.

Druckempfindlichkeit trotz unauffälliger EMG-Aktivität

Merke

Es kann sein, dass sich ein unauffälliges EMG trotz Druckempfindlichkeit zeigt. Dem Patienten sollten entsprechende Informationen zur Validierung seiner Beschwerden gegeben und das Rational für die Biofeedback-Therapie angepasst werden.

Körperwahrnehmung fördern. Die Körperwahrnehmung für muskuläre Anspannung ist bei Patienten mit den genannten Schmerzsyndromen oft eingeschränkt (Flor, Fuerst & Birbaumer, 1999). Im Rahmen des EMG-Biofeedbacks geht es erstens darum, Anspannung der Muskulatur besser zu bemerken und zweitens, zwischen unterschiedlichen Anspannungsgraden differenzieren zu können. Zur Erreichung des Ziels kann der Patient angeleitet werden, die relevante Muskulatur (also z. B. M. trapezius) willkürlich zu kontrahieren (z. B. für 10 Sekunden, bei fortgesetzter entspannter Atmung) und anschließend zu relaxieren (z. B. für 30 Sekunden). Dabei wird die EMG-Amplitude gemessen und dem Patienten idealerweise in Form von Linien oder Balken – getrennt für die linke und rechte Körperseite zurückgemeldet.

Rückmeldung von Kontraktion und Entspannung zur Stärkung der Körperwahrnehmung

Die Rückmeldung kann mit einem akustischen Signal bei Erreichen eines vorab definierten Anspannungsgrads in der Kontraktionsphase (z. B. 20 µV) und einem anderen akustischen Signal bei Unterschreiten einer definierten Schwelle in der Entspannungsphase (z. B. 5 µV) verbunden werden. In der Entspannungsphase wird der Patient gebeten, auf die unterschiedlichen Wahrnehmungen zu achten (in der Instruktion ähnlich zur Progressiven Muskelentspannung „... und achten Sie jetzt auf die Unterschiede zwischen der Anspannung vorher und der Entspannung jetzt"). Wenn erforderlich, kann das Vorgehen getrennt für links- und rechtsseitige Muskulatur durchgeführt werden. Außerdem ist es für die Verbesserung der Diskriminationsleistung der

Schrittweise Verbesserung der Diskriminationsfähigkeit anstreben

Patienten oft hilfreich, in gestufter Schwierigkeit mehrere Durchgänge in unterschiedlichen Anspannungsgraden aneinander zu ketten (z. B. absteigende Höhe der Anspannungsschwelle von 20 μV → 15 μV → 10 μV → 5 μV).

Zusätzliche Dehnung der Muskulatur kann hilfreich sein

Begleitende Dehnungsübungen der Muskulatur (ohne Biofeedback) können hilfreich sein, wenn sich Verkürzungen der Muskulatur im Rahmen chronischer Anspannungszustände ausgebildet haben.

Wechsel von Kontraktion und Entspannung kann Muskelaktivität senken

Ungünstige Muskelanspannung reduzieren. Der Schwerpunkt dieser Behandlungsphase besteht in der Anwendung aktivierungsreduzierender Strategien zur Reduktion des EMG-Signals und damit der muskulären Anspannung (vgl. Vorgehen in Kapitel 4.2.2). Die Einheiten der EMG-Biofeedback-Sitzung sind im folgenden Kasten am Beispiel der Behandlung des KST dargestellt.

Sitzungsprotokoll mit EMG-Biofeedback bei Kopfschmerzen vom Spannungstyp (KST) nach Arena et al. (1995)

Behandlung über 12 Sitzungen à 50 Minuten (über 6 bis 12 Wochen), Gliederung der einzelnen Sitzung in folgende Phasen:

- Besprechung Kopfschmerztagebuch und Hausaufgaben (10 Minuten).
- Anlegen der Sensoren, Adaptationsphase (5 Minuten).
- Baseline (5 Minuten).
- Selbstkontrollphase zur Muskelentspannung ohne Rückmeldung (4 Minuten).
- Feedback-Phase (15 bis 20 Minuten).
- Selbstkontrollphase ohne Feedback (4 Minuten).
- Entfernung der Sensoren, Abschlussbesprechung (10 Minuten).

Rückenschmerzbehandlung auf Basis körperlicher und psychosozialer Ursachen

Die Übungen zur Diskrimination können auch in den weiteren Verlauf der Biofeedback-Behandlung integriert werden, da ein gezielter Wechsel willkürmotorischer Kontraktion und Relaxation auch dazu beitragen kann, die Muskelaktivität insgesamt zu reduzieren. Dies zeigt sich im Behandlungsverlauf in der schnelleren Erholung nach Beanspruchung und Senkung der Amplitude in Ruhe-/Entspannungsphasen. Gerade in der Behandlung des chronischen RS wurden Behandlungsprotokolle vorgeschlagen, in denen die Patienten lernen, die relevante Muskulatur sequenziell anzuspannen und zu entspannen. Dies erfolgt zunächst in weniger belastenden Körperhaltungen und bei wachsender Kontrolle über das Biosignal auch bei Haltungen mit zunehmender Belastung. Parallel zu dem Abbau ungünstiger Fehl- und Schonhaltungen geht es auch darum, muskuläre Links-Rechts-Asymmetrien aufzulösen. Jedoch orientieren sich auch beim chronischen RS einige andere Biofeedback-Protokolle primär an den psychosozialen Entstehungsmodellen (z. B. Newton-John, Spence & Schotte, 1995) und betonen daher ein Vorgehen der EMG-Regulation während individueller Stressprovokation (siehe oben).

4.3.2 HRV-Biofeedback bei autonomer Dysbalance

Verschiedene körperliche und psychische Erkrankungen gehen mit einer Dysbalance des autonomen Nervensystems einher, die sich in einer reduzierten HRV äußert. Dieses Muster zeigt sich beispielsweise bei kardiovaskulären Erkrankungen (Thayer, Yamamoto & Brosschot, 2010), funktionellen Beschwerden wie dem Fibromyalgie- oder Reizdarm-Syndrom (Cheng et al., 2020), Depression (Koch et al., 2019) oder Angststörungen (Chalmers, Quintana, Abbott & Kemp, 2014).

Rational. Die angenommene Ursache für den Zusammenhang von autonomer Dysbalance mit psychischen Störungen liegt dabei in der Überaktivität des Sympathikus. Eine niedrige HRV deutet auf einen übermäßigen Einfluss des Sympathikus und einen mangelnden Einfluss des Parasympathikus auf die Herzaktivität hin. Dies tritt zum Beispiel bei konstantem Stress oder verschiedenen Erkrankungen ein. Eine hohe HRV weist hingegen auf ausgewogene autonome Einflüsse auf das Herz und eine gute Anpassungsfähigkeit des Organismus hin. Aufgrund von Befunden zur Beeinträchtigung der HRV bei verschiedenen körperlichen und psychischen Erkrankungen gilt eine hohe HRV als Indikator eines guten allgemeinen Gesundheitszustandes und einer gesunden Adaptionsfähigkeit des entsprechenden biologischen Systems (Thayer et al., 2012).

Wird in einem HRV-Biofeedback Training auf eine schrittweise Erhöhung der HRV hingearbeitet, forciert dies parasympathische Aktivität vermittelt über den Vagus-Nerv. Dadurch wird der körperliche Stresszustand ausgeglichen. Der Sauerstoffaustausch wird verbessert und über Barorezeptoren erfolgt eine Senkung des Blutdrucks, welche oft mit einem Gefühl der Beruhigung und Entspannung einhergeht. Parallel werden affektive Hirnzentren innerviert, welche zu einer Stimmungsverbesserung beitragen (Lehrer & Gevirtz, 2014). Daher gilt HRV-Biofeedback durch das Rational der Veränderung chronischer Stresszustände und – gemäß der Modellannahmen der Theorie der Neuroviszeralen Integration (Thayer & Lane, 2000; vgl. Kapitel 2.2.5) – assoziierter affektiver Reaktionen aktuell als besonders vielversprechende Methode für den Einsatz bei verschiedenen körperlichen und psychischen Störungsbildern sowie zur Verbesserung der Leistungsfähigkeit (Lehrer et al., 2020).

Erfassung der HRV über EKG oder Photoplethysmograph

Durchführung. Für HRV-Biofeedback ist eine Aufzeichnung und Rückmeldung des Herzschlags Voraussetzung. Die Erfassung kann mithilfe eines EKG (Brustwandableitung mit selbstklebenden Druckknopf-Elektroden oder Ableitung an den Handgelenken mit Auflege-Elektroden, vgl. Kapitel 2.2.5) oder mithilfe photoplethysmographischer Sensoren zur Erfassung des Blutvolumenpulses erfolgen. Der Blutvolumenpuls wird dabei in der Regel über einen Ohrclip gemessen, um Störeinflüsse durch Bewegungen zu vermeiden. Häufig wird zusätzlich die Atemaktivität über einen dehnungssensitiven Brustgurt erfasst. Die Rückmeldung des Herzschlags und ggf. der Atemkurve erfolgt in der Regel visuell über einen Feedbackmonitor oder – je nach System – über Lichtfarben oder Icons, die in portable HRV-Biofeedback-Geräte integriert sind.

Veränderung der HRV über Beeinflussung der Atmung

HRV-Biofeedback basiert grundlegend auf einer langsamen Atemtechnik, da die HRV über die RSA eng an die Atemaktivität gekoppelt und durch diese gut beeinflussbar ist. Das Grundrational besteht darin, eine langsame und tiefe Atmung zu entwickeln, welche die HRV steigert. Meist wird hierzu ein Taktgeber (Pacer) eingesetzt, der die Zeitintervalle für Ein- und Ausatmen vorgibt und an dem sich die Patienten orientieren, um ihre Atmung zu steuern. Je nach Rational bestehen hinsichtlich der spezifisch anzustrebenden Atemfrequenz unterschiedliche Empfehlungen.

Rückmeldung der Übereinstimmung von Atmung und HRV im Herzkohärenztraining

Im *Herzkohärenztraining* wird eine Atmung mit einer Frequenz von 0,1 Hz, das heißt von sechs Atemzügen pro Minute angestrebt (z. B. 4 Sekunden einatmen, 1 Sekunde innehalten, 5 Sekunden ausatmen). Es zeigte sich, dass bei einer Atemfrequenz von 0,1 Hz die HRV im Durchschnitt ihr maximales Ausmaß erreicht (Lehrer et al., 2003). Im visuellen Feedback wird dabei in der Regel zusätzlich die Atemkurve zurückgemeldet. Als Rückmeldeparameter dient hier die Kohärenz zwischen Herzschlag und Atmung. Diese kann zwischen –1 und 1 variieren und zeigt die Kovariation zwischen Atmung und Veränderung des Pulses an. Wird ein Wert von 1 erzielt, so verlaufen Atmung und Puls exakt gleichläufig, bei einem Wert von –1 verlaufen sie exakt gegenläufig. Anzustreben ist ein Wert, der möglichst nahe bei 1 liegt.

Langsame Atmung als Regulationsstrategie des Herzkohärenztrainings

Nach einer Adaptationsphase (ca. 5 Minuten), in der sich Herzfrequenz und Atmung in einen entspannten Ruhezustand einpendeln können, werden dem Patienten für ca. 10 bis 20 Minuten ein Pacer und die eigene Atem- und Herzfrequenzkurve dargeboten (vgl. Abbildung 19). Die Instruktion lautet, die Atmung dem Pacer anzupassen und die Kohärenz von Herzfrequenz und Atemkurve zu maximieren. Nach der Trainingsphase ist es empfehlenswert, eine Selbstregulationsphase von 5 bis 10 Minuten einzubauen, in der der Pacer oder gar das gesamte Feedback ausgeblendet werden. In dieser Phase soll der Patient die zuvor geübte Atmung ohne konkrete Vorgabe des Pacers beibehalten. Abschließend sollten Erfahrungen und Schwierigkeiten mit der Selbstregulation besprochen werden. Sollte die langsame Atmung für den Patienten schwer zu befolgen oder gar unangenehm sein, kann die Atemfrequenz zunächst höher angesetzt (z. B. 8 bis 10 Atemzüge/Minute) und über den Verlauf der Sitzungen sukzessive reduziert werden. Auch Hinweise zum Einsatz einer langsamen Atmung über Lippenbremsen-Techniken oder das Auflegen der Hände im Brust- und Bauchbereich können unterstützen.

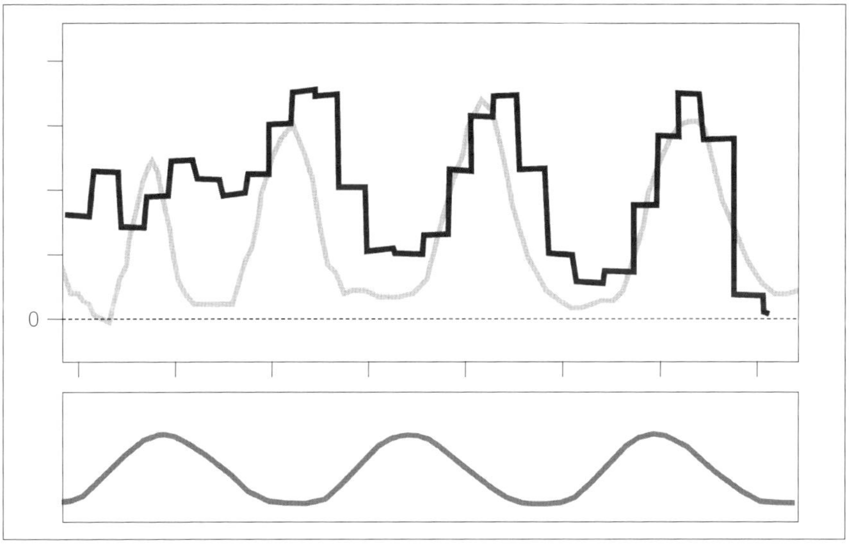

Anmerkung: Die hellgraue Kurve zeigt die Atmung an, die schwarze Kurve stellt die Herzfrequenz pro Sekunde dar. Ziel des Protokolls ist es, möglichst eine Kohärenz (Überlagerung/synchronen Verlauf) der beiden Kurven zu erzielen. Die dunkelgraue Kurve im unteren Bereich stellt einen Atempacer dar.

Abbildung 19: Kurvenverlauf als Rückmeldeoption im HRV-Kohärenztraining

Resonanzfrequenztraining als „personalisierte" Variante des HRV-Biofeedbacks

Ein anderer Ansatz des HRV-Biofeedback, das *Resonanzfrequenztraining* trägt den individuellen Unterschieden in der optimalen Atemfrequenz Rechnung, indem in einer ersten Sitzung individuell evaluiert wird, bei welcher Atemfrequenz die Schwankungen der HRV maximal werden. Hierfür atmen die Patienten jeweils für zwei Minuten in verschiedenen Frequenzen (z. B. 6,5; 6; 5,5; 5; 4,5 Atemzüge pro Minute) und der Therapeut inspiziert das Spektrum der jeweiligen HRV über eine Darstellung innerhalb des Biofeedback-Systems. Für die anschließenden Sitzungen wird entsprechend jene Resonanzfrequenz gewählt, bei der die für den Patienten maximalen HRV-Schwankungen auftreten (Lehrer et al. 2013). Ein exemplarischer Behandlungsaufbau ist in Tabelle 7, eine Variante für die Anwendung in der Behandlung der Somatischen Belastungsstörung bei Klewinghaus und Martin (2022), dargestellt.

Tabelle 7: Exemplarischer Aufbau einer HRV-Biofeedback Kurzintervention bei affektiven Störungen (in Anlehnung an Lehrer et al., 2013)

	Sitzung	Inhalte
1	Psycho-edukation	Aufklärung des Patienten zu HRV-/HRV-Biofeedback, Zusammenhänge autonomer Funktionen und affektiver Zustände, Erklärung der Apparatur und Sensoren

Tabelle 7: Fortsetzung

	Sitzung	Inhalte
	BFB-Phasen	• Baseline-Messung (5 Min.) • Bestimmung der Resonanzfrequenz durch Atmung nach Vorgabe eines Pacers (je 4 Min., Reihenfolge: 6,5/6/5,5/5/4,5 Atemzyklen pro Minute, je 1 Min. Pause)
	Transfer/ Hausaufgabe	• Informationsblatt zu Atemübungen • Zweimal täglich 10-minütige Atemübung in bestimmter Resonanzfrequenz (z. B. vorgegeben durch Pacer-App)
2	BFB-Phasen	• Baseline-Messung (5 Min.) • Wiederholung und Validierung der Atmung in Resonanzfrequenz (4 Min bestimmte Resonanzfrequenz, 1 Min. Pause, 4 Min. Resonanzfrequenz + 0,5, 1 Min. Pause, 4 Min. Resonanzfrequenz – 0,5) • Lippenbremsen-Atmung in Resonanzfrequenz (1 Min. Erklärung, 5 Min. Übung) • Tiefe Bauchatmung (2 Min. Erklärung, 5 Min. Übung)
	Besprechung	Nachbesprechung der Erfahrungen mit den Atemtechniken und den parallelen Effekten im Biofeedback
	Transfer/ Hausaufgabe	Zweimal täglich 10-minütige Atmung in Resonanzfrequenz mit Lippenbremsen- und Bauchatmung (z. B. mit Pacer-App)
3	BFB-Phasen	• Baseline-Messung (5 Min.) • Wiederholung Lippenbremsen- und Bauchatmung (3 Min.) • Adaptation/Einleitung Biofeedback (2 Min.) • Biofeedback in Resonanzfrequenz mit Pacer (5 Min.) • Biofeedback in Resonanzfrequenz ohne Pacer (5 Min. + 1 Min. Pause) • Biofeedback in Resonanzfrequenz mit Lippenbremse und Bauchatmung (5 Min. + 1 Min. Pause) • HRV-Kohärenz-Biofeedback ohne Pacer (5 Min.) • Selbstregulation ohne Feedback (2 Min.)
	Besprechung	Offene Fragen, Erfahrungen mit Hausaufgaben
	Transfer/ Hausaufgabe	Zweimal täglich 10-minütige Atmung in Resonanzfrequenz mit Lippenbremsen- und Bauchatmung (z. B. mit Pacer-App)
4/5	BFB-Phasen	• Baseline-Messung (5 Min.) • Wiederholen der Atemtechnik (2 Min.) • Wiederholung HRV-Biofeedback (1 Min.) • HRV-Kohärenz-Biofeedback mit Pacer in Resonanzfrequenz (5 Min. + 1 Min. Pause) • HRV-Kohärenz-Biofeedback ohne Pacer in Resonanzfrequenz mit Atemtechnik (2 × 5 Min. + 1 Min. Pause) • Selbstregulation ohne Feedback (5 Min.)

Tabelle 7: Fortsetzung

Sitzung	Inhalte
Besprechung	Besprechung von Erfahrungen mit Atemübungen im Alltag, Betonung der Notwendigkeit von Alltagsübungen für Verbesserung des Gesundheitszustandes
Transfer/Hausaufgabe	Atemübung in Resonanzfrequenz mit Atemtechnik für zweimal 20 Min. pro Tag für die nächsten 2 Monate. Anschließend bei Bedarf Wiederholungen

Für eine adäquate Atemtechnik und die Bestimmung der individuellen Resonanzfrequenz ist einleitend eine erklärende Instruktion an den Patienten hilfreich (in Anlehnung an Lehrer et al., 2013, S. 99):

Instruktionen zur Atemtechnik helfen bei der Bestimmung der Resonanzfrequenz

„Heute werden wir die Atemgeschwindigkeit herausfinden, die Ihnen am besten bei der Bewältigung Ihrer Beschwerden helfen kann. Diese ist für jede Person unterschiedlich und lässt sich mithilfe der Messung Ihrer Atem- und Herzaktivität feststellen. Wenn Sie regelmäßig in dieser Frequenz atmen, hat dies positive Auswirkungen auf Ihr Herz-Kreislauf-System und Ihr Nervensystem. Nun möchten wir diese „Resonanzfrequenz" für Sie herausfinden. Dafür werde ich Sie bitten, fünfmal für zwei Minuten in einer bestimmten Frequenz zu atmen. Sollten Sie sich zu irgendeiner Zeit unwohl fühlen, können Sie die Aufgabe unterbrechen und mir dies mitteilen. Atmen Sie so, dass es für Sie angenehm ist, ohne dass es Sie anstrengt."

Im Zuge dieser instruierten Atmung sollte der Therapeut neben der Beobachtung der resultierenden HRV zur Bestimmung der Resonanzfrequenz den Patienten beobachten und in den Pausen Rückfragen zum aktuellen Befinden stellen, um mögliche Hyperventilationssymptome (z. B. Schwindel oder Benommenheit) zu vermeiden.

Aufgrund der gut definierten Atem-Strategie bei der Durchführung des HRV-Biofeedbacks, ist dieses in der Regel sehr leicht erlernbar und schnell wirksam. Entsprechend erfordert HRV-Biofeedback eine relativ geringe Sitzungszahl und kann gut als Ergänzung in andere Behandlungsansätze (z. B. Kognitive Verhaltenstherapie) integriert werden. Bestehende Studien arbeiten mit durchschnittlich sechs Sitzungen, wobei in der Praxis eine große Spannbreite der Sitzungszahl besteht. Durch die schnellen Erfolge in der Regulation der physiologischen Parameter mittels HRV-Biofeedback, ist dieses besonders empfehlenswert, um die Selbstwirksamkeit von Patienten hinsichtlich der Beeinflussbarkeit der Körperaktivität zu steigern.

HRV-Biofeedback erfordert eine relativ geringe Sitzungszahl

Regelmäßiges Heimtraining für nachhaltige Effekte

Ein hoher Stellenwert wird dem alltäglichen Anwenden der erlernten Atemtechniken beigemessen. Empfohlen wird ein regelmäßiges Üben von zwanzig Minuten, um nachhaltige Effekte auf den Körper und die Psyche zu erleben (Lehrer et al., 2013). Aus den vorliegenden Therapiestudien geht zumindest eine fünfminütige Trainingsdauer im Alltag hervor (Schmidt & Martin, 2017). Zu Hilfe genommen werden kann eine Vielzahl portabler und erschwinglicher Geräte, mit denen Patienten auch außerhalb der therapeutisch begleiteten Sitzungen im Alltag üben können.

Besonderheit. Probleme können sich bei Personen mit Herzrhythmusstörungen oder bei Einnahme von Medikamenten ergeben, die die HRV beeinflussen (z. B. Beta-Blocker, Statine, Sympathikomimetika). Auch einige Antidepressiva können Einfluss auf die HRV ausüben, weshalb hier eine mögliche Erklärung liegen kann, wenn es Personen schwerfällt, ihre HRV zu regulieren. Hier sollte individuell mit dem Patienten geprüft werden, ob HRV-Biofeedback geeignet ist. Nicht geeignet ist das HRV-Biofeedback für Personen mit Herzschrittmacher.

4.4 Exemplarische Neurofeedbackanwendungen

4.4.1 Frequenzband-Neurofeedback bei ADHS

Übermäßige Theta- und reduzierte Beta-Aktivität bei ADHS

Rational. ADHS ist ein Störungsbild, welches sich durch Unaufmerksamkeit, Impulsivität und häufig auch Hyperaktivität auszeichnet und meist bereits im Kindesalter diagnostiziert wird. Das Störungsbild kann sowohl für die Betroffenen als auch für Eltern und Umfeld erhebliche Beeinträchtigungen nach sich ziehen. Häufig erfolgt eine medikamentöse Behandlung (z. B. mit Methylphenidat), die jedoch von einem Teil Betroffener bzw. ihrer Eltern abgelehnt wird. Bereits in den 1990er Jahren zeigten Studien an Kindern mit ADHS im Vergleich zu gesunden Kindern eine übermäßige Theta-Aktivität (4 bis 7 Hz) und eine gering ausgeprägte Beta-Aktivität (12 bis 30 Hz) in Ruhe und bei aufmerksamkeitsbezogenen Aufgaben (Barry, Clark & Johnstone, 2003). Daher wurden schon früh erste Daten zum Einsatz von Frequenzband-basiertem EEG-Neurofeedback bei Kindern und Jugendlichen mit ADHS veröffentlicht, insgesamt mit vielversprechenden Wirkungen auf die Unaufmerksamkeit, Impulsivität und Hyperaktivität (vgl. Kapitel 5).

Theta-/Beta- und SCP-Neurofeedback als gängige Protokolle bei ADHS

Das Rational besteht hier darin, Gehirnaktivität, welche mit einem abgelenkten, unaufmerksamen Bewusstseinszustand einhergeht, zu reduzieren und EEG-Muster, die mit Aufmerksamkeit und fokussierter Wachheit verbunden sind, im Training zu verstärken. Häufig wird dabei ein Protokoll zur

Verringerung von Theta-Aktivität und Steigerung von Beta-Aktivität angewandt (Lubar, Swartwood, Swartwood & O'Donnell, 1995). In der Regel wird hierfür das EEG an den zentralen Elektrodenpositionen (meist Cz, teilweise C3/C4, Referenz zu den Ohrläppchen oder Mastoiden) abgeleitet. Während die Theta-Aktivität im Bereich von 4 bis 7 Hz liegt und im Training reduziert werden soll, variieren die Eingrenzungen der Beta-Aktivität, welche gesteigert werden soll. Oftmals werden vorwiegend niedrige Beta-Frequenzen (Sensomotorischer Rhythmus [SMR]: 13 bis 15 Hz oder Low Beta: 15 bis 20 Hz) gewählt, da diese mit fokussierter Aufmerksamkeit, jedoch nicht mit einer Überaktivierung zusammenhängen. Auch ein Training des Verhältnisses von Theta- und Beta-Aktivität (Theta/Beta-Ratio) ist gängig, wobei die Beta-Aktivität relativ erhöht werden soll. Einige Praktiker und Forschergruppen kombinieren oder ersetzen diese Frequenzband-Protokolle mit einem Training langsamer kortikaler Potenziale (Slow Cortical Potentials; SCP), welche speziell phasische Aufmerksamkeitsleistungen steigern sollen.

Durchführung. In den Behandlungssitzungen (für eine exemplarische Übersicht, vgl. Tabelle 8), die in der Regel ca. 30–45 Minuten umfassen, erfolgt nach Anlegen der Sensoren zunächst eine Adaptationsphase, um die EEG-Ruheaktivität zu erfassen (ca. 2 bis 5 Minuten). Anschließend kann die Regulation der EEG-Aktivität in Blöcken von ca. 5 bis 20 Minuten mit kontinuierlichem Feedback und anschließender Pause trainiert werden. Teils werden diese Blöcke in speziellen Protokollen noch weiter in sehr kurze Trainingsepochen mit wiederholter Anpassung der Erfolgsschwellenwerte untergliedert („diskontinuierliche Feedback-Modalität", z. B. 40-mal 8 Sekunden; vgl. Strehl et al., 2011). Gerade bei Kindern ist es wichtig, kurze Trainingsintervalle zu wählen, um keine Überforderung der Aufmerksamkeitsspanne zu erzeugen. Neurofeedback-Behandlungen für Kinder und Jugendliche mit ADHS umfassen in der Regel 20 bis 50 Behandlungssitzungen und erstrecken sich über den Zeitraum von mehreren Wochen bis zu Monaten. Gemäß einer aktuellen Metaanalyse geht allerdings ein längerer Behandlungszeitraum ab einer gewissen Mindestzahl der Trainingseinheiten (z. B. 20 bis 30 Sitzungen) nicht zwangsläufig mit besseren Effekten der Behandlung einher (Bussalb et al., 2019). Entsprechend sollte die Behandlungsdauer auf die individuellen Lernerfolge des Patienten angepasst werden.

Mindestens 20–30 Sitzungen Neurofeedback bei ADHS

In der Behandlung von Kindern und Jugendlichen ist es von besonderer Bedeutung, ansprechende und motivierende Feedback-Modalitäten zu wählen. Hierzu zählen animierte Spiele (z. B. Autorennen), bei denen durch erfolgreiche Regulation Punkte gesammelt werden können, oder der Einsatz von Filmen, die bei erfolgreicher Regulation flüssig wiedergegeben werden und bei Ablenkung durch Unaufmerksamkeit stocken. Instruktionen für die Regulation sollten dabei offengehalten werden, damit die behandelten Kinder und Jugendlichen eigene erfolgreiche Regulationsstrategien entwickeln. Insge-

Einsatz altersgerechter Feedback-Modalitäten

Tabelle 8: Exemplarischer Ablauf einer kurzen Neurofeedbackbehandlung mit Frequenzband-Training bei Jugendlichen mit ADHS

Sitzung	Inhalte
1	• Psychoedukation, Diagnostik, Demonstration von Gerät und Sensoren • ggf. Konsultation der Eltern • Erhebung hirnphysiologischer Ausgangsaktivität (Ruhe und fokussierte Aufmerksamkeit) (10 Min.) • Auswahl des Feedback-Materials (Spiel, Video, Animation) • Praktische Demonstration des NFB-Trainingsprinzips und erste Trainingsversuche (ca. 20 Min.)
2–9	Trainingssitzungen: • Baseline-Messung (5 Min.) • Adaptation und Bestimmung der Erfolgsschwelle (3–5 Min.) • SMR-Theta-Training (mit Exploration und Identifikation individuell wirksamer Regulationsstrategien in den ersten Sitzungen) (2 × 15 Min., 5 Min. Pause)
10	Zwischenevaluation: • Symptomdiagnostik, Besprechung von Effekten im Training und im Alltag, veranschaulicht an Trainingsverläufen physiologischer Aktivität • Bestimmung der hirnphysiologischen Aktivität (in Ruhe, mit und ohne Feedback) (10 Min.) • Adaptation und Bestimmung der Erfolgsschwelle (3 Min.) • SMR-Theta-Training (2 × 15 Min., 5 Min. Pause) • Aushändigen einer Transferkarte und Instruktion zur Übung identifizierter Strategien im (Schul-)Alltag
11–19*	• Baseline-Messung (5 Min.) • Adaptation und Bestimmung der Erfolgsschwelle (3 Min.) • SMR-Theta-Training (2 × 15 Min., 5 Min. Pause) In 14./19. Sitzung: Neurofeedback mit auditiver Rückmeldung (Promptton) während der Bearbeitung von Hausaufgaben mit Transfer-Kärtchen (2 × 15 Min., 5 Min. Pause)
20	Abschlusssitzung: • Symptomdiagnostik, Besprechung von Veränderungen im Training und Alltag • Evtl. zusätzliche Transfersitzung (wie 14./19. Sitzung) • Besprechung/Instruktion von Alltagsübungen (mit Transfer-Kärtchen und ggf. Feedback-Material), Umgang mit Stresssituationen, ggf. auch Konsultation der Eltern • Ggf. Vereinbarung von Termin für Booster-Session nach 1 bis 2 Monaten

Anmerkung: * Ggf. können mehr als 19 Trainingssitzungen in der Praxis eingesetzt werden.

samt liegt der Fokus jedoch auf einer Steigerung der Aufmerksamkeit und Konzentration auf das dargebotene Feedback.

Zurückgemeldet wird in der Regel Beta- und Theta-Aktivität oder das Theta-/Beta-Ratio sowie ein Indikator für Artefakte (Aktivität >75 Hz), die durch

Bewegungen entstehen. Die meisten Neurofeedback-Systeme verfügen bereits über voreingestellte Theta-Beta-Protokoll-Bildschirme, mithilfe derer die Rückmeldungen direkt in die animierten Spiele oder in entsprechende Videodateien übersetzt werden, wobei viele Systeme die Möglichkeit bieten, eigene Dateien einzupflegen. So kann ein Jugendlicher beispielsweise eine Feedbackanimation betrachten, welche mit verschiedenen Folgen seines Lieblingscartoons arbeitet, um die Motivation zum Training auch über mehrere Sitzungen aufrecht zu erhalten.

Verstärkung von Aufmerksamkeit durch Neurofeedback

Durch ein positives Feedback werden erfolgreiche Strategien der Aufmerksamkeitsfokussierung durch das Neurofeedback selbst verstärkt. Zusätzlich kann der Therapeut auf externe Verstärkung (z. B. Tokensysteme) zurückgreifen. Im Verlauf der Behandlung kann im Sinne des „Shapings" sukzessive der Schwellenwert der EEG-Aktivität bzw. der Schwierigkeitsgrad der Selbstregulation angepasst werden. So kann das physiologische Lernen durch wiederholtes Training stetig optimiert werden.

Transfer-Übungen durch Aufgabenbearbeitung mit simultanem Neurofeedback

Nachdem das Grundprinzip der Selbstregulation gelernt wurde, ist es wichtig, zunehmend *Transferübungen* in die Behandlung einzubauen. Diese beziehen sich konkret auf die Bearbeitung aufmerksamkeitserfordernder Aufgaben bei simultaner Regulation der Gehirnaktivität, die dann bestenfalls durch akustisches Feedback (z. B. repetitive Prompt-Töne bei erfolgreicher Regulation) zurückgemeldet wird. Innerhalb der Sitzungen können die behandelten Kinder und Jugendlichen dazu zum Beispiel Schulaufgaben mitbringen, um diese zu bearbeiten. Alternativ kann der Therapeut Aufmerksamkeits- und Konzentrationstests durchführen. Auch Lese- und Malaufgaben bieten sich an. Über das akustische Feedback erhalten die Kinder und Jugendlichen unmittelbare Rückmeldungen über ihren Aufmerksamkeitszustand bei der Aufgabenbearbeitung. Weiterhin kann ein Transfer in den Alltag gewährleistet werden, indem Transferkärtchen mit einer Abbildung des Neurofeedbackbildschirms bei erfolgreicher Regulation ausgegeben werden. Diese können die Kinder und Jugendlichen in der Schule verwenden, um im Unterricht durch im Neurofeedbacktraining konditionierte Reaktionen auf diesen Hinweisreiz automatisch eine optimale EEG-Aktivität für erhöhte Aufmerksamkeit zu evozieren. Im Verlauf der Behandlung sollten die Fortschritte und Schwierigkeiten sowohl mit den trainierenden Kindern und Jugendlichen als auch mit den Eltern besprochen werden.

Datenqualität und mögliche Bewegungsartefakte bei Kindern mit ADHS beachten

Besonderheit. Mögliche Probleme können sich bei sehr ausgeprägter Hyperaktivität der Kinder durch Bewegungsartefakte ergeben, welche die EEG-Aktivität verzerren. Es ist in diesem Fall sinnvoll, mit kurzen Trainingsphasen zu starten und die Zeiträume der Aufmerksamkeitsphasen sukzessive zu verlängern. Auch eventuelle Unlust der Kinder und Jugendlichen sollte einkalkuliert werden, der mit möglichst motivierendem Feedbackmaterial entgegengewirkt werden kann. Ob eine An- oder Abwesenheit der Eltern während des Trainings sinnvoll ist, muss im Einzelfall abgewogen werden. Die Kombination von Neurofeedback mit einer medikamentösen Behandlung ist möglich und in der Praxis durchaus üblich.

4.4.2 Frequenzbandtraining bei Substanzgebrauchsstörungen

Neben der Behandlung von ADHS wird das EEG-Frequenzbandtraining bereits seit vielen Jahren in der Behandlung von Substanzgebrauchsstörungen eingesetzt (Sokhadze, Cannon & Trudeau, 2008). Die Basis hierfür wurde durch das „Peniston-Protokoll“ (auch: „Peniston-Kulkosky-Protokoll“) in der Behandlung von Alkoholabhängigkeit geschaffen. Es zielt auf das Training entspannter bis „hypnagoger“ Zustände bei Personen mit Substanzgebrauchsstörungen, um Zustände der neuronalen Überaktivierung (Hyperarousal) zu reduzieren, welche im Zusammenhang mit Alkoholabhängigkeit gezeigt wurden (Sokhadze et al., 2008; Parvaz et al., 2011). Das Training erfolgt mit geschlossenen Augen und basiert auf zwei verschiedenen auditiven Feedbacksignalen, wodurch die Alpha- (hier: 8 bis 13 Hz) und Theta-Aktivität (4 bis 7 Hz) zurückgemeldet und trainiert werden. Ziel ist dabei zunächst die Erhöhung der Theta-Aktivität über das Ausmaß der Alpha-Aktivität („Cross-over“), gefolgt von einer gleichmäßigen Heraufregulation der beiden entspannungsassoziierten Frequenzbereiche. Die Sitzungsdauer beträgt dabei ca. 30 bis 40 Minuten. In mehreren randomisiert kontrollierten Studien zeigten sich dabei positive Effekte auf Alkoholabstinenz, die Stimmung und in Persönlichkeitsmaßen (Sokhadze et al., 2008).

Frequenzband-protokolle werden ebenfalls in der Suchtbehandlung eingesetzt

Der Ansatz wurde über die Zeit modifiziert und um ein Training von aufmerksamkeits-assoziierten Frequenzbändern (vor allem SMR- und Low-Beta) erweitert („Scott-Kaiser-Modifikation“). Grundlage hierfür waren Befunde zu Ähnlichkeiten und Komorbiditäten von Patienten mit ADHS und Menschen mit Substanzgebrauchsstörungen, insbesondere bei Stimulanzienabhängigkeit. Aufbau und Anzahl der Sitzungen sind hierbei ähnlich zu den Frequenzband-Protokollen in der ADHS-Behandlung, wobei jedoch oftmals zusätzlich die Alpha-Aktivität (8 bis 12 Hz) gesteigert wird. Insgesamt zeigen EEG-Neurofeedback Behandlungen bei Substanzgebrauchsstörungen positive Effekte auf Craving, Substanzkonsum und assoziierte Psychopathologie. Jedoch fehlen in vielen Untersuchungen katamnestische Daten, sodass Langzeiteffekte kaum bewertet werden können (Schmidt et al., 2017)

4.5 Varianten der Methode und Kombinationen

Biofeedback kann, je nach zu behandelndem Störungsbild, als alleinige Behandlungsmethode eingesetzt werden. In den meisten Fällen wird es jedoch mit weiteren Behandlungen (z.B. Psychotherapie, Entspannungsverfahren,

Pharmakotherapie, Physiotherapie, Logopädie, Ergotherapie etc.) kombiniert. Häufig ist Biofeedback Bestandteil eines multimodalen Behandlungsprogramms und umfasst nur einen kleinen Anteil der längeren Behandlungspläne. Nachfolgend werden gängige Kombinationen mit psychotherapeutischen Interventionen und Entspannungsverfahren kurz vorgestellt.

4.5.1 Zusätzliche psychotherapeutische Interventionen

Biofeedback kann sehr gut mit psychotherapeutischen Interventionen kombiniert werden

Die Biofeedback-Behandlung lässt sich flexibel mit anderen, insbesondere verhaltenstherapeutischen Standardtechniken kombinieren. Wie bereits ausgeführt, gehören dazu das Führen von Symptomtagebüchern, Selbstbeobachtungsinstrumenten oder Übungsprotokollen, Entspannungs- und Imaginationstechniken sowie psychoedukative Elemente (z. B. Erläuterung der körperlichen Funktionsweisen/Stressreaktion, Störungsmodelle). Sinnvoll lassen sich im gesamten Therapieverlauf kognitive Techniken einbringen, z. B. zur Identifikation und Modifikation dysfunktionaler Bewertungsmuster (überzogene Ansprüche an sich selbst, Interpretation körperlicher Missempfindungen, Bewertung eigener Bewältigungsstrategien, Erfolgsbewertung). Weiter ist – je nach Therapieziel – die Kombination mit Verhaltensexperimenten, Stressbewältigungstechniken, Angstbewältigungsstrategien, Aufbau körperlicher Aktivierung und Veränderung von Gesundheitsverhalten denkbar. Diese Aufzählung soll die Möglichkeiten nicht erschöpfend darstellen, sondern nur das Verständnis von einer Biofeedback-Therapie illustrieren, welche nicht ausschließlich auf der apparativen Rückmeldung von physiologischen Vorgängen beruht. Verschiedentlich wurden bislang bereits Kombinations-Behandlungsprotokolle evaluiert, in denen Biofeedback fester Bestandteil eines kognitiv-verhaltenstherapeutischen Manuals darstellt (z. B. Weise, Heinecke & Rief, 2008).

4.5.2 Kombination mit Entspannungsverfahren

Biofeedback kann mit verschiedenen Entspannungsverfahren kombiniert werden

Entspannungsverfahren werden im Rahmen verschiedener psychotherapeutischer Ansätze als Baustein einer multimodalen Therapie eingesetzt. Auch die Behandlung mit Biofeedback lässt sich mit den gängigen Entspannungsverfahren, wie Autogenem Training, Meditation oder Imaginations- und Atemübungen, in der Regel gut kombinieren. Durch die Möglichkeiten eines Einflusses bestimmter Instruktionen zur Entspannung auf gewisse psychophysiologische Parameter sollte die direkte Kombination der Anwendungen mit Bedacht gewählt werden (vgl. Tabelle 9). Im Rahmen von Hausaufgaben ohne physiologische Messung, zum Beispiel für das Herbeiführen von zuvor mit Biofeedback trainierten Entspannungszuständen, sind jedoch sämtliche gängigen Entspannungsverfahren einsetzbar und können nach Präferenz des Patienten ausgewählt werden.

Tabelle 9: Kombination verschiedener Entspannungsverfahren mit Biofeedback

Verfahren	Beschreibung	Ziele/Indikationen
Imagination	Zielt auf möglichst realitätsgetreue Vorstellung von Objekten, Situationen oder Handlungsabläufen Imagination kann im Rahmen von Konfrontationsübungen, Vorstellungssubstitution („Imagery rescripting“) oder als gelenkte Imagination (z. B. Fantasiereise) eingesetzt werden.	• Etablieren und/oder korrigieren innerer Eindrücke und ihrer assoziierten Qualitäten • Gelenkte Imagination in Form von Fantasiereisen zur Entspannung/Stressreduktion Imaginationsverfahren lassen sich in der Regel sehr gut und problemlos mit Biofeedback-Methoden kombinieren. Bei Imaginationsübungen mit geschlossenen Augen sind auditive Feedback-Signale zu bevorzugen.
Atemübungen	Atemübungen spielen sowohl bei Entspannungs- als auch bei Biofeedback-Methoden eine zentrale Rolle. Hier können verschiedene Formen unterschieden werden: • Atembeobachtung • Atemvisualisierung (z. B. „Licht atmen“) • Atemregulation (z. B. tiefe Bauchatmung oder „Slow-Paced Breathing“)	• Aufmerksamkeitslenkung • Stressreduktion • Verringerung von Anspannung/Ängsten • Verbesserung interozeptiver Fähigkeiten • Stärkung der vagalen Einflüsse des autonomen Nervensystems Slow-Paced Breathing ist eine Standardstrategie des HRV-Biofeedback-Trainings. Bei Atemübungen in Kombination mit anderen Biofeedback-Modalitäten (EDA, EMG, EEG) sollten mögliche Artefakte berücksichtigt werden. Reine Atembeobachtungstechniken sind problemlos mit Biofeedback kombinierbar.
Meditation	Meditationsübungen bestehen in zahlreichen Formen, z. B.: • Aufmerksamkeitsfokussierte Meditation • Bewegungsmeditation • Transzendentale Meditation • Achtsamkeit	Unterschiedliche Zielsetzungen je nach Form: • Stress- und Spannungsreduktion • Aufmerksamkeits-/Konzentrationsförderung • Verbesserung des Körpergefühls • Akzeptanz, Geduld und Urteilsfreiheit • Wirkung auf physiologische Entspannung und die Hirnaktivität Bewegungsarme Meditationsformen lassen sich mit Biofeedback kombinieren.

Tabelle 9: Fortsetzung

Verfahren	Beschreibung	Ziele/Indikationen
Autogenes Training (AT)	Autosuggestives Verfahren, basierend auf dem Aufsagen verbaler Formeln („Ich bin ganz ruhig") sowie spezifische Stufen-Übungen (Schwere, Wärme, Herzschlag, Atmung, Wärme im Bauchraum, Kühle im Stirnbereich).	Herbeiführen eines psycho-vegetativen Ruhezustandes: • Abbau von Stress und Belastungen, Anspannung und psychophysiologischer Dysregulation • Schmerz AT kann in der Regel problemlos mit verschiedenen Biofeedback-Modalitäten kombiniert werden.
Progressive Muskelrelaxation (PMR)	Spannungsminderung der Muskelgruppen des Bewegungsapparates durch wiederholte Kontraktion und Entspannung.	• Reduktion des neuromuskulären Tonus • Wahrnehmung und Regulation körperlicher und psychophysiologischer Anspannung PMR kann mit einigen Biofeedback-Ansätzen kombiniert werden. Jedoch sollten mögliche Artefakte auf EMG-, EEG- und EDA-Messungen berücksichtigt werden.

Überlegenheit von Biofeedback zu reiner Entspannung in einigen Anwendungsfeldern

Im Kontext der Kombination von Biofeedback und Entspannungsverfahren liegt die Frage nahe, ob eine reine Anwendung von Entspannungsverfahren nicht genauso effektiv ist, wie Biofeedback. Wenn auch beide Methoden zur Stressreduktion eingesetzt werden können, geht die Zielsetzung der meisten Biofeedback-Paradigmen über diese hinaus. Dennoch sind die empirischen Wirksamkeitsunterschiede zur Überlegenheit von Biofeedback bislang uneinheitlich. Für HRV-Biofeedback zeigten sich bei verschiedenen Störungsbildern positivere Therapieeffekte im Vergleich zu Interventionen mit reinen Atemübungen (Schmidt & Martin, 2017). Hingegen scheint Biofeedback bei der Behandlung essentieller Hypertonie reinen Entspannungsverfahren nicht überlegen zu sein (Greenhalgh, Dickson & Dundar, 2010). Für Kopfschmerzen vom Spannungstyp zeigten sich kleine, jedoch signifikante Überlegenheitseffekte von Biofeedback gegenüber Entspannungsverfahren (Nestoriuc et al., 2008a).

4.5.3 Technische Weiterentwicklungen und ihre Anwendungsgebiete

Mobiler Einsatz von Bio- und Neurofeedback im Feld

Der technologische Fortschritt wirkt sich auch auf den Bereich des Biofeedbacks aus. So wird die erforderliche Messtechnik immer kleiner, portabler und robuster, sodass ein Einsatz nicht mehr zwingend an Therapie- bzw.

Laborsituationen gebunden ist. Es ist heute möglich, portable Geräte in lebensnahen Alltagssituationen im Feld einzusetzen. So können z.B. Neurofeedback-Interventionen mit dem Ziel des leistungssteigernden Peak-Performance Trainings bei Sportlern in Trainingssituationen eingesetzt werden (vgl. Gruzelier, 2014). Auch das Einbeziehen von Biofeedback in therapeutischen Verhaltensexperimenten im Alltag eines Patienten wird damit möglich.

Endnutzergeräte für Übungseinheiten im Alltag

Darüber hinaus gibt es bereits seit einigen Jahren *ultraportable* Messsysteme, die als geschlossene Endnutzer-Geräte im Alltag eingesetzt werden können. Derartige Systeme bestehen beispielsweise für Biofeedback der elektrodermalen Aktivität, der HRV, Hauttemperatur, EMG-Biofeedback bei Bruxismus oder für Vasokonstriktionstraining bei Migräne. Die entsprechenden Geräte verfügen in der Regel über eine direkte Feedbackmodalität über ein integriertes Display oder farbige LEDs, sodass kein zusätzlicher Computer notwendig ist. Im Rahmen einer therapeutenbegleiteten Biofeedback-Behandlung bietet ein solches Heimtraining eine sehr gute Möglichkeit für den Transfer in den Alltag und Übungseinheiten außerhalb der Therapiesitzungen.

Portable Neurofeedbacksysteme müssen noch optimiert werden

Auch für Neurofeedback existieren bereits Systeme, welche reduzierte EEG-Messungen über „Haarreifen-Systeme“ (Headsets) ermöglichen. Begleitet werden diese Systeme von meist spielerischen Anwendungen zur Verbesserung von Aufmerksamkeitsleistungen durch Neurofeedback. Die Güte der Messtechnik ist dabei jedoch insbesondere für EEG-Systeme noch kritisch zu bewerten, da eine Trennung von tatsächlicher Hirnaktivität und Störeinflüssen durch den Einsatz von Trockenelektroden nicht immer gewährleistet ist. Auch die korrekte Platzierung von Elektroden und eine zufriedenstellende Signalqualität (z.B. beeinflusst durch Impedanz, Bewegungsartefakte, elektrische Störeinflüsse) können nicht immer sichergestellt werden. Daher bieten diese Neurofeedback-Systeme zumindest aktuell noch keine Alternative zu zertifizierten medizintechnischen Systemen. Dennoch nimmt auch hier die Forschung zum Einsatz entsprechender Systeme zu.

Integriertes Biofeedback in Wearables und Smartwatches

Eine weitere Variante von ultraportablen Biofeedback-Systemen bietet die Integration psychophysiologischer Messtechnik in sogenannte Wearables, wie Smartwatches oder Fitness-Tracker. Auf Basis der hier integrierten Pulsmessung haben einige Hersteller bereits Entspannungsverfahren implementiert, welche regelmäßige HRV-Biofeedback-Sitzungen zur Stressregulation im Alltag und Verbesserung des allgemeinen Gesundheitszustands ermöglichen. Die Einsatzmöglichkeiten und Messqualität sind größtenteils jedoch noch zu prüfen (vgl. Peake, Kerr & Sullivan, 2018).

Biofeedback-Sensoren für Smartphones und Tablets

Ein weiterer technischer Trend besteht im Einsatz von Biofeedback in Kombination mit Endgeräten, welche Patienten im Alltag bereits regelmäßig nutzen. Dazu gehört die Entwicklung von Sensoren, welche mit Smartphones und Tablets gekoppelt und über entsprechende Applikationen (Apps) bedient werden können. Diese mobile Health (mHealth) Systeme sind häufig zu sehr erschwinglichen Preisen verfügbar und bieten die Möglichkeit zum Biofeedback-Heimtraining. Aktuell ist es möglich, mit Smartphone-Sensoren zur Erfassung der Temperatur, Hautleitfähigkeit und BVP (für HRV-Biofeedback) und entsprechenden Biofeedback-Apps eigene Trainingseinheiten durchzuführen und aufzuzeichnen.

Reine Selbstbehandlung ohne Supervision ist im klinischen Bereich nicht zu empfehlen

Insgesamt besteht also ein Trend zum mobilen und alltagsnahen Einsatz von Biofeedback-Systemen. Zur evidenzbasierten Wirksamkeit des alleinigen Einsatzes dieser Verfahren besteht bislang jedoch noch wenig Forschung, wobei erste Studien zu Validität und Wirksamkeit vorliegen (z. B. Umek & Kos, 2016). Aus wissenschaftlicher Sicht kann daher ihr Einsatz ohne Supervision durch einen Biofeedback-Therapeuten noch nicht befürwortet werden.

Neurofeedback tiefer Hirnregionen durch Echtzeit-fMRI

Während sich die zuvor dargestellten Entwicklungen auf die Verfügbarkeit und Einsatzbereiche von Biofeedback-Messgeräten bezogen haben, gibt es messtechnische Entwicklungen, die sich bislang stärker im Bereich der Biofeedback-Forschung als im therapeutischen Alltag manifestieren. Hierzu gehört der Einsatz neuer Neurofeedbackmethoden, welche auf anderen Methoden der Hirnforschung als dem EEG basieren. Hier ist insbesondere der Einsatz von echtzeitbasierter funktioneller Kernspintomographie (rt-fMRI-Neurofeedback) zu nennen (vgl. z. B. Dudek & Dodell-Feder, 2021). Im Kernspintomographen wird dabei vor allem die Aktivität subkortikaler Hirnregionen gemessen und zurückgemeldet. So wird die Regulation von Gehirnarealen ermöglicht, deren Aktivität nicht mithilfe der kortikalen EEG-Ableitungen erfasst werden kann. Der Einsatz wird aktuell bei verschiedenen Störungsbildern erprobt, wie Schmerzstörungen, Depression, Schizophrenie oder Substanzabhängigkeit.

Gezielte Beeinflussung tiefliegender Hirnaktivität ist möglich

Während Studien zeigen, dass die trainierenden Personen durch rt-fMRI-Neurofeedback die Fähigkeit erlangen, tiefliegende Hirnregionen anzusteuern und deren metabolische Aktivität gezielt zu beeinflussen, ist das Wissen um langfristige Effekte noch begrenzt. Auch wenn der Einsatz von rt-fMRI-Neurofeedback bereits zu Beginn der 2000er seinen Anfang nahm, ist dieser bislang weitestgehend auf klinische Studien in der Forschung beschränkt. Die mit fMRI-Messungen verbundenen Kosten und personellen Anforderungen schließen offensichtlich einen flächendeckenden Einsatz in der therapeutischen Praxis aktuell aus. Nichtsdestotrotz ist der Einsatz in speziellen Kliniken und bei Störungsbildern, die eine subkortikale Regulation erfordern, denkbar. Eine weitere Methode, das Neurofeedback auf Basis der (funktionellen) Nahinfrarot-Spektroskopie (NIRS) wird zunehmend untersucht, um die Aktivität tieferer Hirnregionen auf Basis hämodynamischer Reaktionen, z. B. im präfrontalen Kortex, gezielt zu regulieren. Auch wenn hier noch wenige kontrollierte Studien vorliegen, scheint diese Technik für einige Störungsbilder (z. B. ADHS, Autismus, Störungen mit hoher Impulsivität) Potenzial zu bieten (Kohl et al., 2020).

4.6 Probleme bei der Durchführung

Motivationale und Verständnisprobleme als Hindernisse in der Biofeedback-Anwendung

Die bereits erfolgte Darstellung der Zielsetzungen von Biofeedback und seiner Anwendungsfelder soll verdeutlichen, wie vielfältig die Einsatzmöglichkeiten dieser Methode sind. Demgegenüber bestehen vielleicht die Hauptnachteile in den Kosten, die mit der Anschaffung der Geräte verbunden sind und zurzeit noch nicht von den Krankenkassen kompensiert werden, und in dem Zeitaufwand für den mit Biofeedback bisher unerfahrenen Therapeuten, um sich angemessen durch Weiterbildungen zu qualifizieren. Weiterhin gibt es einige bekannte Probleme, die wiederholt auf Seiten der Therapeuten und Patienten bei der Anwendung von Biofeedback auftreten können, die nachfolgend mit Lösungsansätzen vorgestellt werden.

4.6.1 Mögliche Hindernisse auf Seiten des Therapeuten

Früh praktische Übungen zum Umgang mit der Messtechnik einplanen

Handling des Biofeedback-Geräts. Der Umgang mit den vielfältigen Sensoren, das Anlegen der Elektroden und die Beurteilung der Signalqualität können zu Beginn für Therapeuten ohne Erfahrung mit psychophysiologischen Messungen sehr fordernd sein. Praxisorientierte Weiterbildungen integrieren daher ausreichend praktische Übungen und Einsätze in das Curriculum, so dass eine gute Gewöhnung an den Umgang mit dem technischen Equipment erfolgen kann. Zur Beurteilung der Signalqualität bietet, neben den Weiterbildungsmaterialien, die Literatur zu den Grundlagen der Psychophysiologie einen guten Überblick (Andreassi, 2007; Gramann & Schandry, 2009)

Überblick über physiologische Signale bewahren

Umgang mit der Software. Die Aufbereitung der gemessenen Signale in der graphischen Repräsentation auf dem Bildschirm verlangt Eingewöhnung, da eine große Menge an Informationen dargestellt wird. Der Therapeut sollte die Veränderung der verschiedenen Parameter auch über den Zeitverlauf (z.B. über die Darstellung der Erfolgswahrscheinlichkeiten) im Blick haben. So kann gewährleistet werden, dass eine entsprechende Anpassung erfolgen kann oder rechtzeitig Pausen eingelegt werden, falls trainierte Parameter längerfristig vom wünschenswerten Bereich abweichen. Die meisten medizinisch-zertifizierten Biofeedback-Systeme bieten voreingestellte Möglichkeiten zur Überwachung der Signale und auch zur Kontrolle von Störeinflüssen (z.B. Bewegungsartefakte, Artefakte durch Stromquellen, Checks zur Prüfung der Elektrodenwiderstände). Zudem sind oft Schulungs-Tutorials oder Hilfsmanuale hinsichtlich der Bedienung und Signalverarbeitung in die Biofeedback-Software integriert.

Interindividuelle Eigenheiten der physiologischen Aktivität beachten

Abweichung der psychophysiologischen Aktivität des Patienten von erwarteten Mustern. In den vorangegangenen Kapiteln wurden einige prototypische Kurvenverläufe und Reaktionsmuster der psychophysiologischen Aktivität beschrieben und dargestellt. Auch hier können interindividuelle Unterschiede auftreten, sodass die beobachtbaren Körpersignale des Patienten von prototypischen Verläufen abweichen. Ursachen können beispielsweise medizinischer oder medikamentöser Natur sein (z. B. Herzrhythmusstörungen; Medikation mit Einfluss auf Schweißdrüsenaktivität) oder auf körperlichen Eigenheiten des Patienten beruhen (z. B. schwache EMG-Signale bei erhöhtem Körperfettanteil, geringe Handtemperatur bei verminderter Durchblutung). Darüber hinaus bestehen auch natürliche interindividuelle Variationen in Tonus und Reaktivität der physiologischen Parameter. Diese können auch in Abhängigkeit von der Tagesform schwanken. Hier hilft es, den Fokus auf die intraindividuellen Veränderungen zu legen und die jeweils individuelle Ausgangslage zu berücksichtigen.

4.6.2 Mögliche Hindernisse auf Seiten des Patienten

Perfektionismus und Leistungsdruck entgegenwirken

Der Patient strengt sich besonders an. Viele Bio- und Neurofeedback-Protokolle beruhen auf Entspannung und zeigen die größten Erfolge, wenn der Patient ohne Leistungsdruck verschiedene Strategien erprobt und sich am entsprechenden Feedback orientiert. Einige Patienten sehen sich jedoch unter Druck gesetzt, ihre Körperreaktionen so schnell wie möglich kontrollieren zu können. Perfektionistische Kognitionen und Leistungsdruck können dann sogar Reaktionen erzeugen, die dem eigentlichen Behandlungsziel entgegenlaufen. Entsprechend sollten Therapeuten über diese Zusammenhänge aufklären und/oder diese in psychophysiologischen Messungen eingangs demonstrieren.

Vertrauensvolle Atmosphäre schaffen, um Angst vor Körperkontakt entgegenzuwirken

Probleme mit körperlicher Nähe. Biofeedback erfordert aufgrund der Notwendigkeit, Sensoren am Körper zu befestigen einen gewissen Grad an Körperkontakt. Dies kann bei einzelnen Patienten (ggf. besonders bei Vorliegen einer autistischen Störung oder einer Traumafolgestörung) zu Problemen führen. Durch ein professionelles Verhalten des Therapeuten (z. B. mit Ankündigung von Berührungen), eine entsprechend vertrauensvolle Atmosphäre und die Gewöhnung an den Therapeuten löst sich dieses Problem häufig im Behandlungsverlauf.

Einstellung des Patienten zur Technik berücksichtigen

Überforderung durch die Technik. Biofeedback ist eine technikbasierte therapeutische Methode. Personen mit einer geringen Technikaffinität können sich durch die Kombination aus Messgeräten, Sensoren und Bildschirmen überfordert fühlen. Biofeedback sollte daher nicht eingesetzt werden, wenn Personen anhaltende Angst vor der entsprechenden Technik haben, diese ablehnen oder dadurch zusätzlich gestresst werden.

Schutz sensibler Daten gewährleisten

Datenschutz. Ein weiterer Vorbehalt kann in der Verwendung und Anonymisierung der erfassten, durchaus sensiblen Daten liegen. Hier ist seitens des Therapeuten zu gewährleisten, dass die erfassten Messdaten möglichst pseudonymisiert und gemäß Datenschutzrichtlinien behandelt werden. Auch sollten Patienten entsprechend über den Umgang mit den erhobenen Daten aufgeklärt werden.

5 Effektivität und Prognose

Im Zuge der evidenzbasierten Praxis wurde in den letzten Jahren die Wirksamkeit von Bio- und Neurofeedback zur Behandlung verschiedener Störungsbilder vermehrt systematisch geprüft. Damit stehen dem Bericht positiver Erfahrungen und guter Akzeptanz von Bio- und Neurofeedback aus der klinischen Praxis zunehmend belastbare Daten aus randomisiert kontrollierten Studien und Metaanalysen gegenüber. Weiterhin ist Biofeedback im Rahmen der Leitlinienentwicklung inzwischen als Option oder Empfehlung in einige Behandlungsleitlinien aufgenommen worden. Dem gegenüber stehen jedoch ebenfalls Kontroversen zur Interpretation der Effektivität von Bio- und Neurofeedback und Bedeutung einzelner angenommener Wirkfaktoren, die bislang weniger gut systematisch erforscht sind.

Vermehrte Forschung zur Evidenzbasierung für Biofeedback

Dieses Kapitel gibt einen Überblick über die Effektivität und Möglichkeiten des klinischen Einsatzes von Bio- und Neurofeedback und die assoziierte kritische wissenschaftliche Diskussion. Insgesamt kann aufgrund der Vielfalt der eingesetzten Feedbacksignale und Biofeedback-Protokolle keine einheitliche Aussage zur Effektivität und Prognose erfolgen, so dass nachfolgend vorwiegend diejenigen Bio- und Neurofeedbackarten und Anwendungsgebiete vorgestellt werden, für die eine aussagekräftigere Beurteilung anhand Leitlinienempfehlungen und Metaanalysen möglich ist. Weitere aussichtsreiche Anwendungsfelder sowie offene Fragen zur Wirksamkeit werden anschließend vorgestellt und diskutiert.

Biofeedback als Behandlungsmethode in verschiedenen Leitlinien

Basierend auf wissenschaftlicher Evidenz und klinischem Konsens, sind die nachfolgenden Biofeedback-Anwendungen als Optionen oder Empfehlungen in nationale Behandlungsleitlinien, wie AWMF-Leitlinien und die evidenzbasierte Leitlinie der Deutschen Gesellschaft für Psychologie (DGPs-Leitlinie; Martin et al. 2013) eingegangen:

- *Chronischer Kopfschmerz vom Spannungstyp:* Biofeedback ist wirksam und sollte in den Behandlungsplan integriert werden (AWMF S1-Leitlinie).
- *Migräne:* Biofeedback weist eine hohe Effektivität für die Prophylaxe und Behandlung von akuten Migräneattacken auf. Zur Behandlung akuter Attacken eignet sich das Vasokonstriktionstraining (AWMF S1-Leitlinie).

- *Funktionelle Körperbeschwerden:* Biofeedback bzw. Neurofeedback haben sich als Elemente im Rahmen der multimodalen ambulanten Behandlung bewährt und können ergänzend zu einer Psychotherapie erwogen werden (AWMF S3-Leitlinie).
- *Harninkontinenz bei geriatrischen Patienten:* Biofeedback-Verfahren (EMG) sind bei geeigneten geriatrischen Patienten anwendbar (AWMF S2e-Leitlinie).
- *Chronische Obstipation:* Patienten mit Beckenbodendyssynergien sollten Biofeedback erhalten (AWMF S2k-Leitlinie, abgelaufen).
- *Überaktive Blase:* Eingeschränkte Empfehlung: Biofeedback (EMG) ist sinnvoll bei überaktiver Blase (AWMF S2k-Leitlinie, abgelaufen).
- *Bruxismus:* Biofeedback (per EMG oder Schienendruckaufnehmer) kann zur Reduktion von Schlaf- und Wachbruxismus eingesetzt werden, wobei mögliche Störungen des Nachtschlafs berücksichtigt werden müssen (AWMF-S3-Leitlinie).
- *ADHS:* EEG-Neurofeedback nach Standard-Trainingsprotokollen (Theta-Beta-Ratio über frontozentralen Regionen, SMR-Training über dem Motorkortex, SCP-Training über der Scheitelregion) kann bei Kindern >6 Jahren ergänzend im Rahmen des Behandlungsplans eingesetzt werden (AWMF S3-Leitlinie).
- *Fibromyalgie:* Der Einsatz von Biofeedback (EMG/EEG) kann erwogen werden. Die Qualität der Evidenz wird jedoch als sehr gering eingestuft (AWMF S3-Leitlinie).
- *Chronischer Rückenschmerz:* Biofeedback (EMG) wird für kurz- und langfristige Effekte empfohlen (DGPs-Leitlinie).
- *Unspezifischer, nicht kardialer Brustschmerz:* Biofeedback (respiratorisch) wird für kurz- und langfristige Effekte eingeschränkt empfohlen (DGPs-Leitlinie).
- *(Undifferenzierte) Somatisierungsstörung:* Biofeedback-orientierte Behandlungsansätze werden für kurzzeitige Effekte eingeschränkt empfohlen (DGPs-Leitlinie).

Hinsichtlich der in Leitlinien spezifisch genannten Anwendungsgebiete ist anzumerken, dass sich einige Leitlinien traditioneller Biofeedback-Anwendungsfelder aktuell in der Überarbeitung befinden (z.B. Harninkontinenz, Chronischer Kopfschmerz vom Spannungstyp). Weiterhin wird Biofeedback teils nicht gesondert aufgeführt, da es als Baustein im Rahmen multimodaler, verhaltenstherapeutischer, physiotherapeutischer und sonstiger Behandlungen angesehen wird.

Zur Ergänzung und kritischen Reflexion der Effektivität von Biofeedback, folgt in Tabelle 10 eine Übersicht bestehender Metaanalysen über RCTs, welche die Wirksamkeit von Biofeedback-Anwendungen in verschiedenen Einsatzfeldern überprüft haben.

Tabelle 10: Metaanalytische Befunde auf Basis kontrollierter Studien zur Effektivität von Biofeedback bei verschiedenen verhaltensmedizinischen und psychischen Störungsbildern

Störungsbild	Biofeedback-Methode	Systematische Evidenz
Hypertonie Greenhalgh et al. (2010) Costa Vital et al. (2021)	EDA, Blutdruck, HF, EMG, Temperatur, HRV	• Positive Effekte von Biofeedback im Vergleich zu unbehandelten Kontrollen: signifikante Reduktion des systolischen und diastolischen Blutdrucks (EDA-Biofeedback) • Signifikante Verbesserung des Blutdrucks im Prä-Post-Vergleich, insbesondere des diastolischen Blutdrucks. Überlegenheit von Biofeedback zu Placebo und Medikation jedoch nicht nachweisbar.
Migräne Nestoriuc & Martin (2007) Stubberud et al. (2016)	EMG, BVP, Temperatur	• Mittlere Effekte auf Reduktion der Häufigkeit, Dauer und Intensität der Migräneanfälle (ES = 0.6–0.7, *wg*) • Signifikante Überlegenheit gegenüber Wartekontrollen (ES = 0.5); leichte Überlegenheit gegenüber Placebo und Pharmakotherapie (ES = 0.3) • Größte Effekte für BVP-Biofeedback, gefolgt von Temperatur und EMG • Wirksamkeit auch bei pädiatrischer Migräne
Kopfschmerz vom Spannungstyp Nestoriuc et al. (2008a) Nestoriuc et al. (2008b)	EMG, Temperatur, EDA, EEG	• Mittlere bis große Effekte in der Reduktion von Kopfschmerz (ES = 0.6–0.7, *wg*), Depression (ES = 0.5 *wg*), Medikation (ES = 0.4) und Verbesserung Selbstwirksamkeit (ES = 0.6 *wg*) • Reduktion der Muskelspannung (ES = 0.4–0.6 *wg*) • Überlegenheit gegenüber keine Behandlung/Wartekontrolle (ES = 0.8), Placebo (ES = 0.5) und Entspannung (ES = 0.2) • Langfristige Effekte in Katamnesen vorhanden • EMG-Biofeedback als wirksamste Methode
Chronischer Rückenschmerz Sielski et al. (2017)	EMG, (Atmung)	• Reduktion der Schmerzintensität (ES = 0.6, *wg*), assoziierter Einschränkungen (ES = 0.5, *wg*), Depression (ES = 0.4, *wg*), Steigerung der Selbstwirksamkeit (ES = 0.4 *wg*) • Reduktion der Muskelspannung (ES = 0.4 *wg*) • Teilweise Überlegenheit gegenüber aktiven Kontrollgruppen (ES = 0.2–0.4) und kognitiver Verhaltenstherapie (ES = 0.2–0.4) • Langfristige Effekte in Katamnesen vorhanden

Tabelle 10: Fortsetzung

Störungsbild	Biofeedback-Methode	Systematische Evidenz
Chronischer Nackenschmerz und Schulterschmerz Campo et al. (2021) Kamonseki et al. (2021)	EMG	• Reduktion von kurzfristigen schmerzbedingten Behinderungen (ES = 0.4, *wg*), jedoch nicht Schmerzen selbst • Keine Überlegenheit gegenüber Kontrollgruppen in der Reduktion von Schulterschmerz und Schulterfunktion
Chronischer Schmerz (verschiedene) Patel et al. (2020)	EEG, fMRT	• Signifikante Reduktion von Schmerzsymptomen durch Neurofeedback im Vergleich zu Kontrollgruppen (ES = 0.76)
Fibromyalgie Glombiewski et al. (2013)	EMG, EEG	• Überlegenheit gegenüber aktiven Kontrollgruppen nur bei EMG-Biofeedback (ES = 0.8)
Beckenbodendysfunktion Hsu et al. (2016) Fitz et al. (2012) Wu et al. (2021)	EMG	*Harninkontinenz:* • Signifikante Verbesserung der Inkontinenzepisoden durch Biofeedback (EMG+BBM-Training) • Keine signifikanten Effekte hinsichtlich der reinen Stärkung der BBM-Aktivität *Stressinkontinenz (Frauen):* • Signifikante Überlegenheit (EMG-BBM-Training) für verbesserte Inkontinenzraten gegenüber reinem BBM-Training (OR = 2.8–4.8); mittlere Effekte auf Inkontinenzskalen (ES = 0.6) • Überlegenheit in Stärkung BBM-Muskulatur (ES = 1.7) *Stuhlinkontinenz:* • Überlegenheit von Biofeedback bei Remission von Stuhlinkontinenz gegenüber Kontrollgruppen (RR = 2.1) *Obstipation:* • Überlegenheit von Biofeedback gegenüber Behandlungen ohne Biofeedback (Laxantien, Diazepam, TAU) (OR = 5.7) • Überlegenheit von EMG-Biofeedback gegenüber anderen Biofeedback-Techniken (OR = 6.7)

Tabelle 10: Fortsetzung

Störungsbild	Biofeedback-Methode	Systematische Evidenz
ADHS Van Doren et al. (2018) Cortese et al. (2016) Bussalb et al. (2019) Riesco-Matias et al. (2021)	EEG	• Positive mittlere Effekte auf Unaufmerksamkeit (ES = 0.6–0.8, *wg*), Hyperaktivität und Impulsivität (ES = 0.5–0.6, *wg*) • Leichte Überlegenheit zu nicht aktiven Kontrollen (ES = 0.3–0.4) • Überlegenheit zu aktiven Kontrollgruppen kontrovers/nicht nachgewiesen • Keine Effekte im Lehrerurteil nachweisbar
Angststörungen Goessl et al. (2017) Russo et al. (2022)	HRV, EEG	• Reduktion von Angstsymptomatik durch HRV-Biofeedback (ES = 0.8, *wg*) • Überlegenheit gegenüber gemischten aktiven und inaktiven Kontrollgruppen (ES = 0.8) • Überlegenheit von Neurofeedback gegenüber Kontrollgruppen (ES = 0.9) in der Reduktion von Angstsymptomen bei Angststörungen, PTBS und Zwangsstörungen
Depression Fernández-Álvarez et al. (2022) Pizzoli et al. (2021)	EEG, HRV, fMRT	• Signifikante und überlegene Besserung der Depressionssymptome bei Major Depression durch Bio-/Neurofeedback gegenüber aktiven Kontrollgruppen (ES = 0.7) • Mittlere Effekte in der Reduktion depressiver Symptome auch bei reiner Analyse von HRV-Biofeedback (ES = 0.4)

Anmerkung: Effektstärken sind exemplarisch berichtet, wenn verfügbar und nicht anders angegeben im Zwischengruppenvergleich. Ansonsten gekennzeichnet als unkontrollierte Prä-Post-Effektstärke (wg = within group). Effektstärken (ES) sind wie folgt zu interpretieren: >0.2: kleiner Effekt, >0.5: mittlerer Effekte, >0.8: großer Effekt. Relatives Risiko (RR) und Odds Ratio (OR) geben das erhöhte Auftreten gegenüber der Kontrollgruppe an.

Gute Evidenz für peripheres Biofeedback bei Schmerzstörungen

Anhand der Metaanalysen lässt sich die bislang beste Evidenzbasierung für (peripheres) Biofeedback für verschiedene Schmerzstörungen (Migräne, Kopfschmerz vom Spannungstyp, Rückenschmerz, chronischer Schmerz, z.T. Fibromyalgie) nachweisen. Schmerzstörungen mit muskulärer Beteiligung profitieren überwiegend von EMG-Biofeedback, während für Migräne das Vasokonstriktionstraining empfohlen werden kann. Bei diesem Anwendungskomplex zeigen sich überlegene Effekte auch zu aktiven Kontrollgruppen mit reinen Entspannungsverfahren oder Placebo-Behandlungen in der Schmerzreduktion und assoziierten psychologischen Faktoren (z. B. Beeinträchtigung und Lebensqualität). Weiterhin sind für die Anwendung bei diesen Störungsbildern mittel- bis langfristige katamnestische Effekte nachweisbar. Gerade bei Schmerzen mit muskulärer Beteiligung wurden Reduktionen des Muskeltonus ebenso wie Verbesserung der Selbstwirksamkeit als potenzielle physiologische Wirkmechanismen nachgewiesen.

Kontroverse zur spezifischen Wirksamkeit von Neurofeedback bei ADHS

Für das Neurofeedback stellt die Anwendung bei ADHS das wohl am besten metaanalytisch untersuchte Behandlungsfeld dar, wobei die Ergebnisse kontrovers diskutiert werden. Standard-Neurofeedback-Protokolle (z. B. Theta/Beta-Ratio, SMR-Training, SCP-Training) zeigten bereits in älteren Metaanalysen bei Kindern mit ADHS Verbesserungen in der Unaufmerksamkeit, Impulsivität und Hyperaktivität, sowie teils Lerneffekte im EEG. Jedoch zeigen neuere Analysen, dass die Effektivität des Neurofeedbacks von vielen Faktoren, z. B. der beurteilenden Person (Lehrer vs. Eltern), der Qualität des Neurofeedbacks und der gewählten Protokolle abhängig ist. Insgesamt zeigt sich anhand dieses Anwendungsfeldes, dass für einen fundierten Wirksamkeitsnachweis sowohl methodisch stärker standardisierte Studienprotokolle als auch genaue Analysen der potenziellen Wirkmechanismen erforderlich sind. Neue Richtlinien zur Gestaltung und Dokumentation von klinischen Neurofeedback-Studien (Ros et al., 2020), sollen zu einer entsprechenden Qualitätsverbesserung beitragen.

HRV-Biofeedback als aufstrebende Methode im klinischen Einsatz

Hinsichtlich der Behandlung psychischer Erkrankungen zeigt vor allem HRV-Biofeedback als aufstrebende Biofeedback-Methode eine gute Evidenz für die kurzfristige Reduktion von Angst- und depressiven Symptomen (Goessl et al., 2017; Pizzoli et al., 2021). Hier sind jedoch mittel- bis langfristige Effekte bisher nicht untersucht, und Überlegenheit besteht vorwiegend zu Wartegruppen oder Standardbehandlungen. Auch systematische Reviews griffen die positiven Effekte von HRV-Biofeedback in verschiedenen Anwendungsfeldern bereits auf (Lehrer et al., 2020; Schmidt & Martin, 2017). Im Zuge der zunehmend standardisierten und methodisch verbesserten Erforschung von HRV-Biofeedback, liefern diese Befunde vielversprechende Aussichten auf den Einsatz bei der Behandlung psychischer Störungen.

Biofeedback-Forschung fördert Evidenznachweise in neuen Anwendungsfeldern

Für einige Anwendungsfelder, bei denen systematische Reviews bereits eine gute Wirksamkeit erahnen lassen (z. B. Neurofeedback bei Abhängigkeitserkrankungen: Sokhadze et al., 2008, Schmidt et al., 2017; Biofeedback zur allgemeinen Performance-Optimierung: Gruzelier, 2014), stehen metaanalytische Auswertungen aus. Andere neue Einsatzgebiete werden aktuell erschlossen, und es wurde erste (experimentelle) Evidenz in einzelnen Studien festgestellt. Dazu zählen die Behandlung von Zwangsstörungen (Ferreira et al., 2019), Autismus (Coben et al., 2010), die Behandlung von Störungen des Essverhaltens (Blume et al., 2022) und die Posttraumatische Belastungsstörung (Reiter et al., 2016; Russo et al., 2022). Hier ist eine größere Studiengrundlage für eine Einordnung der Wirksamkeit nötig.

Problem hoher Heterogenität und niedriger Qualität in vielen Biofeedback-Studien

Bei anderen Anwendungsgebieten ist die Evidenzlage, trotz positiver Einzelbefunde, aus wissenschaftlicher Sicht kritisch zu betrachten. Die zugrundeliegenden Studien sind oft gekennzeichnet von einer großen Heterogenität in den Studiendesigns, einer niedrigen Studienqualität und geringen Stichprobenumfängen. Weiterhin werden teils verschiedene Biofeedback-Protokolle metaanalytisch zusammengefasst oder sehr spezielle Stichproben untersucht. Auch wenn z. B. für Hypertonie, Bruxismus, Dysphagie und Inkontinenz (nach Prostataektomie) teils signifikante Symptomverbesserungen nachgewiesen werden konnten, zeigen diese keine signifikante Überlegenheit zu etablierten aktiven Behandlungen. Ein genauer Blick auf die Metaanalysen zeigt zudem, dass Biofeedback selten als Monotherapie untersucht und demnach auch nicht als solche empfohlen wird. Vielmehr wird Biofeedback meistens als Baustein in non-pharmakologischen bzw. psychotherapeutischen Behandlungsplänen untersucht, z. B. in Kombination mit Entspannungsverfahren oder kognitiver Verhaltenstherapie. Diese Aspekte sind in zukünftigen Studienprotokollen zu berücksichtigen. Zunehmend weisen die wissenschaftlichen Studien zu Biofeedback und Neurofeedback jedoch, auch aufgrund der Verwendung entsprechender Checklisten zur Sicherung der Studienqualität (z. B. CONSORT), eine bessere methodische Qualität auf, so dass in den kommenden Jahren auch in anderen Anwendungsgebieten mit fundierten Nachweisen zur Effektivität und Prognose gerechnet werden kann.

Empirische Evidenz für die Rolle beteiligter Wirkmechanismen steht aus

Abschließend ist zu betonen, dass auch hinsichtlich der Evidenz zu den angenommenen Wirkmechanismen noch Forschungsbedarf besteht. Bislang ist nicht abschließend empirisch geklärt, welche Rolle zum Beispiel operante und klassische Konditionierungsprozesse (insb. physiologische Veränderungen), kognitive und motivationale Prozesse (z. B. Erhöhung der Selbstwirksamkeit, Einfluss von Erwartungen und Motivation) oder die Verbesserung der Interozeption für die Behandlungsergebnisse spielen. Während für die vielfältigen angenommenen Wirkmechanismen überzeugende theoretische und in Grundlagenforschung fundierte Argumentationen vorgelegt wurden (vgl. z. B. Gaume et al., 2016; Lehrer & Gevirtz, 2014), werden Veränderungen in den entsprechenden Wirkvariablen bislang in Übersichtsarbeiten nur selten untersucht (z. B. Nestoriuc et al., 2008b; Sielski et al., 2017). Insbesondere fehlen Ergebnisse zum Zusammenhang der angenommenen Wirkmechanismen mit den Behandlungsergebnissen, die in zukünftigen Studien erfasst werden sollten, um relevante Wirkmechanismen klar zu bestimmen.

6 Fallbeispiel

Für eine Veranschaulichung des Behandlungsansatzes von Biofeedback, wurde bereits in Kapitel 1.1 ein Fallbeispiel zur Behandlung chronischer Kopfschmerzen mit EMG-Biofeedback dargestellt. Ergänzend folgt hier eine Darstellung einer Neurofeedbackbehandlung in Kombination mit Cue Exposure, wie sie im Rahmen der klinischen Studie von Schmidt und Martin (2016) eingesetzt wurde.

Fallbeispiel: Frau O. – Neurofeedback gegen Heißhungeranfälle

Die 41-jährige Frau O. ist eine sehr figurbewusste Frau, hat jedoch seit ihrer Schwangerschaft vor 7 Jahren große Probleme gehabt, ihr Essverhalten zu kontrollieren. Sie achtete zwar phasenweise stark auf eine ausgewogene und fettreduzierte Nahrung und verfügt über ein großes Ernährungswissen, erlebte jedoch in den letzten Jahren wiederholt Heißhungeranfälle, bei denen sie vorwiegend Süßigkeiten verzehrte (z. B. zwei Tafeln Schokolade oder 3 bis 4 Brote mit Nuss-Nougat-Creme). Diese Heißhungeranfälle brachten sie dann dazu, ihre Ernährungsumstellungen zu verwerfen, da sie „versagt hat und es dann ja sowieso egal ist". In Folge traten die Heißhungeranfälle dann noch häufiger (drei- bis viermal wöchentlich) auf. Vor den Heißhungeranfällen erlebte sie ein so starkes Verlangen nach Süßigkeiten, dass sie teils nach Ladenschluss extra zur Tankstelle fuhr, um diese zu beschaffen. Frau O. berichtete auch, dass sie nach Feiertagen aufgrund des Heißhungers das Zimmer ihres Sohns durchsucht hat, um Reste von Süßigkeiten zu finden. Die Patientin litt unter den Heißhungeranfällen und hatte das Gefühl, diesen hilflos ausgeliefert zu sein als sei sie nahezu süchtig nach Süßigkeiten. Sie hörte in einem Medienbeitrag von der Neurofeedbackbehandlung gegen Heißhungeranfälle und fühlte sich von der Methode angesprochen, weshalb sie diese ausprobieren wollte.

Mit der Patientin wurden im Rahmen einer klinischen Studie Cue-Exposure-Neurofeedback-Sitzungen mit High-Beta-Reduktionstraining durchgeführt. Die Behandlung folgte nach einem standardisierten Vorgehen bei dem dysfunktionale „Stressreaktionen" der Gehirnaktivität bei Konfrontation mit individuell ansprechenden Nahrungsmitteln ausgelöst und reguliert werden sollten. Frau O. wählte dafür ansprechende Bilder ihrer persönlichen „Heißhungerlebensmittel" aus (vorwiegend Schokolade, Kekse, Nuss-Nougat-Creme), mit denen sie im Verlauf der Behandlung konfrontiert wurde, um eine entsprechende Reaktion der Gehirnaktivität zu provozieren. Die Behandlung umfasste zehn Sitzungen à 60 Minuten. In den einzelnen Sitzungen wurde zunächst das Grundniveau der EEG-Aktivität erfasst. Frau O. zeigte hier bereits eine leicht erhöhte High-Beta-Aktivität

(23 bis 27 Hz) im Bereich von 4 bis 5 µV. Nach der Ruhemessung erfolgte die Konfrontation mit den Lebensmittelbildern für jeweils 30 Sekunden mit der Instruktion, sich diese so plastisch wie möglich vorzustellen, gefolgt von einer zweiminütigen Selbstregulationsphase ohne Bilddarbietung. Ziel war hier jeweils, die High-Beta-Aktivität unter eine voreingestellte Schwelle zu regulieren. Jede Behandlungssitzung wurde nach zehn Konfrontationen mit einem dreiminütigen Entspannungsteil abgeschlossen, bei dem zusätzlich die Alpha-Aktivität (8 bis 12 Hz) heraufreguliert werden sollte.

Zu Beginn der Behandlung zeigten sich bei Frau O. in Reaktion auf die Bildkonfrontation deutliche Anstiege der High-Beta-Aktivität (bis zu 7 bis 8 µV), die sich auch in der Selbstregulationsphase nur langsam zurückbildeten. Ab der sechsten Behandlungssitzung fiel die High-Beta-Reaktion auf die Bilder bereits deutlich geringer aus und kehrte schnell zum Ausgangsniveau zurück. Frau O. berichtete zugleich, dass ihr Verlangen nach Süßigkeiten deutlich abgenommen hatte und sie den letzten Wochen keinen Heißhungeranfall erlebt hatte. Die Effekte zeigten sich auch in der begleitend durchgeführten Diagnostik (Reduktion bzw. Abwesenheit der wöchentlichen Heißhungeranfälle, Steigerung der essens- und körperbezogenen Selbstwirksamkeit, Reduktion des allgemeinen Stressempfindens). Frau O. erläuterte, dass es ihr im Training am besten gelinge, die High-Beta-Aktivität zu reduzieren, wenn sie sich so bildhaft wie möglich Naturlandschaften vorstelle. Daher stelle sie sich diese nun auch im Alltag immer dann vor, wenn Gedanken an Süßigkeiten auftauchen. Das helfe ihr, „das Verlangen gar nicht erst so groß werden zu lassen, dass es sie überwältigen könnte". Generell würden Gedanken an Süßigkeiten aber bereits sehr viel seltener auftauchen als früher. Drei Monate nach Abschluss der Behandlung berichtete sie in einer Follow-Up-Befragung, die Strategien weiterhin im Alltag einzusetzen und aktuell keine Heißhungeranfälle mehr zu erleben.

7 Weiterführende Literatur

Haus, K. M., Held, C., Kowalski, A., Krombholz, A., Nowak, M., Schneider, E., Strauß, C. & Wiedemann, M. (2020). *Praxisbuch Biofeedback und Neurofeedback* (3. Aufl.). Heidelberg: Springer.

Rief, W. & Birbaumer, N. (Hrsg.) (2011). *Biofeedback: Grundlagen, Indikationen, Kommunikation, Vorgehen* (3. Aufl.). Stuttgart: Schattauer.

Schwartz, M.S. & Andrasik, F. (Eds.). (2017). *Biofeedback: A practitioner's guide* (4th ed.). New York: Guilford.

Strehl, U. (Hrsg.). (2020). *Neurofeedback. Theoretische Grundlagen – Praktisches Vorgehen – Wissenschaftliche Evidenz* (2., erw. und überarb. Aufl.). Stuttgart: Kohlhammer.

8 Literatur

Andreassi, J. L. (2007). *Psychophysiology: Human behavior and physiological response*. Mahwah, NJ: Lawrence Erlbaum Associates Inc.

Arena, J. G., Bruno, G. M., Hannah, S. L. & Meador, K. J. (1995). A comparison of frontal electromyographic biofeedback training, trapezius electromyographic biofeedback training, and progressive muscle relaxation therapy in the treatment of tension headache. *Headache, 35*(7), 411–419.

Bandura, A. (1977). Self-efficacy: toward a unifying theory of behavioral change. *Psychological Review, 84*(2), 191–215. https://doi.org/10.1037/0033-295X.84.2.191

Barry, R. J., Clarke, A. R. & Johnstone, S. J. (2003). A review of electrophysiology in attention-deficit/hyperactivity disorder: I. Qualitative and quantitative electroencephalography. *Clinical Neurophysiology, 114,* 171–183. https://doi.org/10.1016/S1388-2457(02)00363-2

Blume, M., Schmidt, R., Schmidt, J., Martin, A. & Hilbert, A. (2022). EEG neurofeedback in the treatment of adults with binge-eating disorder: A randomized controlled pilot study. *Neurotherapeutics, 19,* 352–365. https://doi.org/10.1007/s13311-021-01149-9

Bussalb, A., Congedo, M., Barthélemy, Q., Ojeda, D., Acquaviva, E., Delorme, R. & Mayaud, L. (2019). Clinical and experimental factors influencing the efficacy of neurofeedback in ADHD: a meta-analysis. *Frontiers in Psychiatry, 10,* 35. https://doi.org/10.3389/fpsyt.2019.00035

Campo, M., Zadro, J. R., Pappas, E., Monticone, M., Secci, C., Scalzitti, D., Findley, J. L. & Graham, P. L. (2021). The effectiveness of biofeedback for improving pain, disability and work ability in adults with neck pain: A systematic review and meta-analysis. *Musculoskeletal science & practice, 52,* 102317.

Chalmers, J. A., Quintana, D. S., Abbott, M. J. & Kemp, A. H. (2014). Anxiety disorders are associated with reduced heart rate variability: a meta-analysis. *Frontiers in Psychiatry, 5,* 80. https://doi.org/10.3389/fpsyt.2014.00080

Cheng, Y.-C., Huang, Y.-C. & Huang, W.-L. (2020). Heart rate variability in patients with somatic symptom disorders and functional somatic syndromes: A systematic review and meta-analysis. *Neuroscience & Biobehavioral Reviews, 112,* 336–344. https://doi.org/10.1016/j.neubiorev.2020.02.007

Coben, R., Linden, M. & Myers, T. E. (2010). Neurofeedback for autistic spectrum disorder: a review of the literature. *Applied Psychophysiology and Biofeedback, 35,* 83–105. https://doi.org/10.1007/s10484-009-9117-y

Cortese, S., Ferrin, M., Brandeis, D., Holtmann, M., Aggensteiner, P., Daley, D. ... & Sonuga-Barke, E. J. S. (2016). Neurofeedback for attention-deficit/hyperactivity disorder: Meta-Analysis of clinical and neuropsychological outcomes from randomized controlled trials. *Journal of the American Academy of Child and Adolescent Psychiatry, 55,* 444–455. https://doi.org/10.1016/j.jaac.2016.03.007

Costa Vital, J. E., de Morais Nunes, A., New, B. S. D. A. C., de Sousa, B. D. A., Nascimento, M. F., Formiga, M. F. & Fernandes, A. T. N. (2021). Biofeedback therapeutic effects on blood pressure levels in hypertensive individuals: A systematic review and meta-analysis. *Complementary Therapies in Clinical Practice, 44,* 101420. https://doi.org/10.1016/j.ctcp.2021.101420

Cram, J. R. & Kasman, G. S. (1998). *Introduction to surface electromyography*. Gaithersburg, MD: Aspen.

Dudek, E. & Dodell-Feder, D. (2021). The efficacy of real-time functional magnetic resonance imaging neurofeedback for psychiatric illness: A meta-analysis of brain and behavioral outcomes. *Neuroscience and Biobehavioral Reviews, 121,* 291–306. https://doi.org/10.1016/j.neubiorev.2020.12.020

Fernández-Álvarez, J., Grassi, M., Colombo, D., Botella, C., Cipresso, P., Perna, G. & Riva, G. (2022). Efficacy of bio-and neurofeedback for depression: a meta-analysis. *Psychological Medicine, 52,* 201–216. https://doi.org/10.1017/S0033291721004396

Ferreira, S., Pego, J. M. & Morgado, P. (2019). The efficacy of biofeedback approaches for obsessive-compulsive and related disorders: A systematic review and meta-analysis. *Psychiatry Research, 272,* 237–245. https://doi.org/10.1016/j.psychres.2018.12.096

Fitz, F. F., Resende, A. P. M., Stüpp, L., Sartori, M. G. F., Girão, M. J. & Castro, R. A. (2012). Biofeedback for the treatment of female pelvic floor muscle dysfunction: A systematic review and meta-analysis. *International Urogynecology Journal, 23,* 1495–1516. https://doi.org/10.1007/s00192-012-1707-1

Flor, H., Fürst, M. & Birbaumer, N. (1999). Deficient discrimination of EMG levels and overestimation of perceived tension in chronic pain patients. *Applied Psychophysiology and Biofeedback, 24,* 55–66. https://doi.org/10.1023/A:1022847131149

Gannon, L. (1977). The role of interoception in learned visceral control. *Biofeedback and Self-Regulation, 2,* 337–347. https://doi.org/10.1007/BF00998621

Gaume, A., Vialatte, A., Mora-Sánchez, A., Ramdani, C. & Vialatte, F. B. (2016). A psychoengineering paradigm for the neurocognitive mechanisms of biofeedback and neurofeedback. *Neuroscience and Biobehavioral Reviews, 68,* 891–910. https://doi.org/10.1016/j.neubiorev.2016.06.012

Glaros, A. G. & Burton, E. (2004). Parafunctional clenching, pain, and effort in temporomandibular disorders. *Journal of Behavioral Medicine, 27,* 91–100. https://doi.org/10.1023/B:JOBM.0000013646.04624.8f

Glombiewski, J. A., Bernardy, K. & Häuser, W. (2013). Efficacy of EMG- and EEG-Biofeedback in fibromyalgia syndrome: A meta-analysis and a systematic review of randomized controlled trials. *Evidence-based Complementary and Alternative Medicine, 2013,* 962741. https://doi.org/10.1155/2013/962741

Goessl, V. C., Curtiss, J. E. & Hofmann, S. G. (2017). The effect of heart rate variability biofeedback training on stress and anxiety: A meta-analysis. *Psychological Medicine, 47,* 2578–2586. https://doi.org/10.1017/S0033291717001003

Gramann, K. & Schandry, R. (2009). *Psychophysiologie: Körperliche Indikatoren psychischen Geschehens.* Weinheim: Beltz.

Greenhalgh, J., Dickson, R. & Dundar, Y. (2010). Biofeedback for hypertension: a systematic review. *Journal of Hypertension, 28,* 644–652. https://doi.org/10.1097/HJH.0b013e3283370e20

Gruzelier, J. H. (2014). EEG-neurofeedback for optimising performance. I: a review of cognitive and affective outcome in healthy participants. *Neuroscience and Biobehavioral Reviews, 44,* 124–141. https://doi.org/10.1016/j.neubiorev.2013.09.015

Haus, K. M., Held, C., Kowalski, A., Krombholz, A., Nowak, M., Schneider, E., Strauß, C. & Wiedemann, M. (2020). *Praxisbuch Biofeedback und Neurofeedback* (3. Aufl.). Heidelberg: Springer. https://doi.org/10.1007/978-3-662-59720-0

Headache Classification Committee of the International Headache Society (IHS). (2018). *The International Classification of Headache Disorders,* 3rd edition. *Cephalalgia, 38*(1), 1–211. https://doi.org/10.1177/0333102417738202

Heinrich, H., Gevensleben, H. & Strehl, U. (2007). Annotation: Neurofeedback–train your brain to train behaviour. *Journal of Child Psychology and Psychiatry, 48,* 3–16. https://doi.org/10.1111/j.1469-7610.2006.01665.x

Hoffman, B.M., Chatkoff, D.K., Papas, R.K. & Kerns, R.D. (2007). Meta-analysis of psychological interventions for chronic low back pain. *Health Psychology, 26*(1), 1–9. https://doi.org/10.1037/0278-6133.26.1.1

Holroyd, K.A., Penzien, D.B., Hursey, K.G., Tobin, D.L., Rogers, L., Holm, J.E., ... & Chila, A.G. (1984). Change mechanisms in EMG biofeedback training: cognitive changes underlying improvements in tension headache. *Journal of Consulting and Clinical Psychology, 52,* 1039–1053. https://doi.org/10.1037/0022-006X.52.6.1039

Hsu, L.-F., Liao, Y.-M., Lai, F.-C. & Tsai, P.-S. (2016). Beneficial effects of biofeedback-assisted pelvic floor muscle training in patients with urinary incontinence after radical prostatectomy: A systematic review and metaanalysis. *International Journal of Nursing Studies, 60,* 99–111. https://doi.org/10.1016/j.ijnurstu.2016.03.013

Kaluza, G. (1996). *Gelassen und sicher im Stress.* 2. Auflage. Berlin, Heidelberg: Springer. https://doi.org/10.1007/978-3-662-11819-1

Kamiya, J. (1969). Operant control of the EEG alpha rhythm. In C. Tart (Ed.), *Altered states of consciousness.* NY: Wiley.

Kamonseki, D.H., Calixtre, L.B., Barreto, R. & Camargo, P.R. (2021). Effects of electromyographic biofeedback interventions for shoulder pain and function: Systematic review and meta-analysis. *Clinical rehabilitation, 35*(7), 952–963.

Klewinghaus, L. & Martin, A. (2022). Beschreibung und Evaluation eines Manuals für Herzratenvariabilitäts-Biofeedback bei der Somatischen Belastungsstörung. *Verhaltenstherapie, 32,* 34–44. https://doi.org/10.1159/000522175

Koch, C., Wilhelm, M., Salzmann, S., Rief, W. & Euteneuer, F. (2019). A meta-analysis of heart rate variability in major depression. *Psychological Medicine, 49,* 1948–1957. https://doi.org/10.1017/S0033291719001351

Kohl, S.H., Mehler, D., Lührs, M., Thibault, R.T., Konrad, K. & Sorger, B. (2020). The potential of functional near-infrared spectroscopy-based neurofeedback—a systematic review and recommendations for best practice. *Frontiers in Neuroscience, 14,* 594. https://doi.org/10.3389/fnins.2020.00594

Lehrer, P.M. & Gevirtz, R. (2014). Heart rate variability biofeedback: how and why does it work? *Frontiers in Psychology, 5,* 756. https://doi.org/10.3389/fpsyg.2014.00756

Lehrer, P., Kaur, K., Sharma, A., Shah, K., Huseby, R., Bhavsar, J., Sgobba, P. & Zhang, Y. (2020). Heart rate variability biofeedback improves emotional and physical health and performance: A systematic review and meta-analysis. *Applied Psychophysiology and Biofeedback, 45,* 109–129. https://doi.org/10.1007/s10484-020-09466-z

Lehrer, P., Vaschillo, B., Zucker, T., Graves, J., Katsamanis, M., Aviles, M. & Wamboldt, F. (2013). Protocol for heart rate variability biofeedback training. *Biofeedback, 41,* 98–109. https://doi.org/10.5298/1081-5937-41.3.08

Lehrer, P., Vaschillo, E., Vaschillo, B., Lu, S., Eckberg, D., Edelberg, R., et al. (2003). Heart rate variability biofeedback increases baroreflex gain and peak expiratory flow. *Psychosomatic Medicine, 65,* 796–805. https://doi.org/10.1097/01.PSY.0000089200.81962.19

Lubar, J.F., Swartwood, M.O., Swartwood, J.N. & O'Donnell, P.H. (1995). Evaluation of the effectiveness of EEG neurofeedback training for ADHD in a clinical setting as measured by changes in T.O.V.A. scores, behavioral ratings, and WISC-R performance. *Biofeedback and self-regulation, 20*(1), 83–99.

Martin, A., Härter, M., Henningsen, P., Hiller, W., Kröner-Herwig, B. & Rief, W. (2013). *Evidenzbasierte Leitlinie zur Psychotherapie somatoformer Störungen und assoziierter Syndrome*. Göttingen: Hogrefe.

Martin, A. & Rief, W. (2011). Somatoforme Störungen. In W. Rief & N. Birbaumer, *Biofeedback: Grundlagen, Indikationen, Kommunikation, Vorgehen* (3. Aufl., Kap. 5). Stuttgart: Schattauer.

Mayer, K. & Arns, M. (2016). Electroencephalogram neurofeedback: Application in ADHD and epilepsy. *Psychiatric Annals, 46,* 594–600. https://doi.org/10.3928/00485713-20160906-01

Meichenbaum, D. (1976). Cognitive factors in biofeedback therapy. *Biofeedback and Self-regulation, 1*(2), 201–216. https://doi.org/10.1007/BF00998587

Meuret, A.E., Rosenfield, D., Seidel, A., Bhaskara, L. & Hofmann, S.G. (2010). Respiratory and cognitive mediators of treatment change in panic disorder: Evidence for intervention specificity. *Journal of Consulting and Clinical Psychology, 78,* 691–704. https://doi.org/10.1037/a0019552

Miller, N.E. (1969). Learning of visceral and glandular responses. *Science, 163,* 434–445. https://doi.org/10.1126/science.163.3866.434

Nestoriuc, Y. & Martin, A. (2007). Efficacy of biofeedback for migraine: a meta-analysis. *Pain, 128,* 111–127. https://doi.org/10.1016/j.pain.2006.09.007

Nestoriuc, Y., Martin, A., Rief, W. & Andrasik, F. (2008a). Biofeedback treatment for headache disorders: a comprehensive efficacy review. *Applied Psychophysiology and Biofeedback, 33,* 125–140. https://doi.org/10.1007/s10484-008-9060-3

Nestoriuc, Y., Rief, W. & Martin, A. (2008b). Meta-analysis of biofeedback for tension-type headache: Efficacy, specificity, and treatment moderators. *Journal of Consulting and Clinical Psychology, 76,* 379–396. https://doi.org/10.1037/0022-006X.76.3.379

Newton-John, T.R., Spence, S.H. & Schotte, D. (1995). Cognitive-behavioural therapy versus EMG biofeedback in the treatment of chronic low back pain. *Behaviour Research and Therapy, 33,* 691–697. https://doi.org/10.1016/0005-7967(95)00008-L

Parvaz, M.A., Alia-Klein, N., Woicik, P.A., Volkow, N.D. & Goldstein, R.Z. (2011). Neuroimaging for drug addiction and related behaviors. *Reviews in the Neurosciences, 22,* 609–624. https://doi.org/10.1515/RNS.2011.055

Patel, K., Sutherland, H., Henshaw, J., Taylor, J.R., Brown, C.A., Casson, A.J. ... & Sivan, M. (2020). Effects of neurofeedback in the management of chronic pain: A systematic review and meta-analysis of clinical trials. *European Journal of Pain, 24,* 1440–1457. https://doi.org/10.1002/ejp.1612

Peake, J.M., Kerr, G. & Sullivan, J.P. (2018). A critical review of consumer wearables, mobile applications, and equipment for providing biofeedback, monitoring stress, and sleep in physically active populations. *Frontiers in Physiology, 9,* 743. https://doi.org/10.3389/fphys.2018.00743

Pizzoli, S.F., Marzorati, C., Gatti, D., Monzani, D., Mazzocco, K. & Pravettoni, G. (2021). A meta-analysis on heart rate variability biofeedback and depressive symptoms. *Scientific Reports, 11,* 6650. https://doi.org/10.1038/s41598-021-86149-7

Quadt, L., Critchley, H.D. & Garfinkel, S.N. (2018). The neurobiology of interoception in health and disease. *Annals of the New York Academy of Sciences, 1428,* 112–128. https://doi.org/10.1111/nyas.13915

Reiter, K., Andersen, S.B. & Carlsson, J. (2016). Neurofeedback treatment and posttraumatic stress disorder: Effectiveness of neurofeedback on posttraumatic stress disorder and the optimal choice of protocol. *Journal of Nervous and Mental Disease, 204,* 69–77. https://doi.org/10.1097/NMD.0000000000000418

Rief, W. & Birbaumer, N. (2011). *Biofeedback: Grundlagen, Indikationen, Kommunikation, Vorgehen* (3. Aufl.). Stuttgart: Schattauer.

Riesco-Matías, P., Yela-Bernabé, J.R., Crego, A. & Sánchez-Zaballos, E. (2021). What do meta-analyses have to say about the efficacy of neurofeedback applied to children with ADHD? Review of previous meta-analyses and a new meta-analysis. *Journal of Attention Disorders, 25,* 473–485. https://doi.org/10.1177/1087054718821731

Ros, T., Enriquez-Geppert, S., Zotev, V., Young, K.D., Wood, G., Whitfield-Gabrieli, S., ... & Thibault, R.T. (2020). Consensus on the reporting and experimental design of clinical and cognitive-behavioural neurofeedback studies (CRED-nf checklist). *Brain, 143,* 1674–1685. https://doi.org/10.1093/brain/awaa009

Russo, G.M., Balkin, R.S. & Lenz, A.S. (2022). A meta-analysis of neurofeedback for treating anxiety-spectrum disorders. *Journal of Counseling & Development, 100*(3), 236–251. https://doi.org/10.1002/jcad.12424

Schabus, M., Heib, D.P., Lechinger, J., Griessenberger, H., Klimesch, W., Pawlizki, A., ... & Hoedlmoser, K. (2014). Enhancing sleep quality and memory in insomnia using instrumental sensorimotor rhythm conditioning. *Biological Psychology, 95,* 126–134. https://doi.org/10.1016/j.biopsycho.2013.02.020

Schmidt, J., Kärgel, C. & Opwis, M. (2017). Neurofeedback in substance use and overeating: current applications and future directions. *Current Addiction Reports, 4,* 116–131. https://doi.org/10.1007/s40429-017-0137-z

Schmidt, J. & Martin, A. (2016). Neurofeedback against binge eating: A randomized controlled trial in a female subclinical threshold sample. *European Eating Disorders Review, 24*(5), 406–416. https://doi.org/10.1002/erv.2453

Schmidt, J. & Martin, A. (2017). Herzratenvariabilitäts-Biofeedback in der klinischen Praxis. *Psychotherapeut, 62*(6), 498–506. https://doi.org/10.1007/s00278-017-0236-2

Sherlin, L.H., Arns, M., Lubar, J., Heinrich, H., Kerson, C., Strehl, U. & Sterman, M.B. (2011). Neurofeedback and basic learning theory: implications for research and practice. *Journal of Neurotherapy, 15,* 292–304. https://doi.org/10.1080/10874208.2011.623089

Sielski, R., Rief, W. & Glombiewski, J.A. (2017). Efficacy of biofeedback in chronic back pain: A meta-analysis. *International Journal of Behavioral Medicine, 24,* 25–41. https://doi.org/10.1007/s12529-016-9572-9

Sokhadze, T.M., Cannon, R.L. & Trudeau, D.L. (2008). EEG biofeedback as a treatment for substance use disorders: review, rating of efficacy and recommendations for further research. *Journal of Neurotherapy, 12,* 5–43. https://doi.org/10.1080/10874200802219855

Strehl, U. (Hrsg.). (2020). *Neurofeedback. Theoretische Grundlagen – Praktisches Vorgehen – Wissenschaftliche Evidenz* (2. erw. u. überarb. Aufl.). Stuttgart: Kohlhammer.

Strehl, U., Leins, U. & Heinrich, H. (2011). Aufmerksamkeitsdefizit-/Hyperaktivitätsstörung (ADHS). In W. Rief & N. Birbaumer (Hrsg.), *Biofeedback – Grundlagen, Indikationen, Kommunikation, Vorgehen* (S. 238–260). Stuttgart: Schattauer.

Stubberud, A., Varkey, E., McCrory, D.C., Pedersen, S.A. & Linde, M. (2016). Biofeedback as prophylaxis for pediatric migraine: A meta-analysis. *Pediatrics, 138*(2), e20160675. https://doi.org/10.1542/peds.2016-0675

Task Force of the European Society of Cardiology and the North American Society of Pacing and Electrophysiology (1996). Heart rate variability. Standards of measurement, physiologic interpretation, and clinical use. *Circulation, 93,* 1043–1065. https://doi.org/10.1161/01.CIR.93.5.1043

Thayer, J.F., Åhs, F., Fredrikson, M., Sollers III, J.J. & Wager, T.D. (2012). A meta-analysis of heart rate variability and neuroimaging studies: implications for heart rate variability as a marker of stress and health. *Neuroscience and Biobehavioral Reviews, 36,* 747–756. https://doi.org/10.1016/j.neubiorev.2011.11.009

Thayer, J.F. & Lane, R.D. (2000). A model of neurovisceral integration in emotion regulation and dysregulation. *Journal of Affective Disorders, 61,* 201–216. https://doi.org/10.1016/S0165-0327(00)00338-4

Thayer, J.F., Yamamoto, S.S. & Brosschot, J.F. (2010). The relationship of autonomic imbalance, heart rate variability and cardiovascular disease risk factors. *International Journal of Cardiology, 141,* 122–131. https://doi.org/10.1016/j.ijcard.2009.09.543

Umek, A. & Kos, A. (2016). Validation of smartphone gyroscopes for mobile biofeedback applications. *Personal and Ubiquitous Computing, 20,* 657–666. https://doi.org/10.1007/s00779-016-0946-4

van Doren, J., Arns, M., Heinrich, H., Vollebregt, M.A., Strehl, U. & K Loo, S. (2018). Sustained effects of neurofeedback in ADHD: A systematic review and meta-analysis. *European Child and Adolescent Psychiatry, 28*(3), 293–305. https://doi.org/10.1007/s00787-018-1121-4

Vlaeyen, J.W.S. & Linton, S.J. (2000). Fear-avoidance and its consequences in chronic musculoskeletal pain: a state of the art. *Pain, 85,* 317–332. https://doi.org/10.1016/S0304-3959(99)00242-0

Weise, C., Heinecke, K. & Rief, W. (2008). Biofeedback-based behavioral treatment for chronic tinnitus: Results of a randomized controlled trial. *Journal of Consulting and Clinical Psychology, 76,* 1046–1057. https://doi.org/10.1037/a0013811

Wu, X., Zheng, X., Yi, X., Lai, P. & Lan, Y. (2021). Electromyographic biofeedback for stress urinary incontinence or pelvic floor dysfunction in women: A systematic review and meta-analysis. *Advances in Therapy, 38*(8), 4163–4177. https://doi.org/10.1007/s12325-021-01831-6

9 Kompetenzziele und Lernkontrollfragen

Kompetenzziele

Folgende Wissens- und Handlungskompetenzen können durch die Lektüre dieses Buches erworben werden:

1. Ziele, Indikationsbereiche und angenommene Wirkmechanismen von Biofeedback benennen und Patienten erklären können.
2. Die gängigsten Feedbacksignale mit ihren physiologischen Grundlagen, messtechnischen Besonderheiten einschließlich Artefaktquellen kennen und typische Kurvenverläufe bewerten können.
3. Geeignete psychophysiologische Parameter bzw. Protokolle für eine Bio- oder Neurofeedbackbehandlung kennen und auswählen können.

4. Auf Basis der klinischen und psychophysiologischen Diagnostik, Zielsetzungen der Biofeedback-Behandlung ermitteln und diese Patienten vermitteln können.
5. Biofeedback zur Identifikation individueller Auslösebedingungen für körperliche Veränderungen bzw. für psychophysiologische Demonstrationen zur Erweiterung subjektiver Krankheitskonzepte anwenden können.
6. Das generelle Vorgehen zur Anspannungsregulation mithilfe von Biofeedback kennen, planen und anwenden können.
7. Ablauf von Biofeedback anhand typischer Behandlungspläne (z.B. mittels EMG-Biofeedback, HRV-Biofeedback oder EEG-Neurofeedback) kennen und als Grundlage individueller Behandlungsplanung nutzen können.
8. Die Evidenzlage von Bio- und Neurofeedbackbehandlungen kennen und damit die Einsatzmöglichkeiten bei verschiedenen verhaltensmedizinischen und psychischen Störungsbildern abwägen, bewerten und das eigene Vorgehen danach ausrichten können.
9. Sensibilisiert sein, für mögliche Hindernisse oder Probleme in der Anwendung von Biofeedback-Behandlungen und geeignete Gegenmaßnahmen einleiten können.

Lernkontrollfragen

1. Welches ist das vorrangig benannte Ziel von Biofeedback-Behandlungen?
   a. Patienten eine bessere Stressmanagement-Kompetenz zu vermitteln.
   b. Den Einsatz von Medikamenten in der Behandlung psychischer Störungen zu reduzieren.
   c. Eine Person zu unterstützen, Kontrolle über ihre physiologischen/körperlichen Vorgänge zu erwerben.
   d. Wiederkehrende Sorgen über körperliche Beschwerden zu reduzieren.
2. Welcher primäre Wirkmechanismus wird für die Effektivität von Biofeedback-Behandlungen verantwortlich gemacht?
   a. Operantes Konditionieren
   b. Kognitive Umstrukturierung
   c. Wiederherstellen des Neurotransmittergleichgewichts
   d. Neuro-Enchantement-Effekt
3. Worin äußert sich eine dysfunktionale psychophysiologische Aktivierung in der Regel *nicht*?
   a. In einer erhöhten Reaktivität auf Stressoren.
   b. In einer verringerten Habituation bei Reizwiederholung.
   c. In einem erhöhten Grundtonus der physiologischen Aktivität.
   d. In einer vermehrten Zahl von Signalartefakten.
4. Wie kann bei Biofeedback im Behandlungsverlauf sichergestellt werden, dass Patienten die erlernten Strategien auch unabhängig von Signalrückmeldungen und Geräten im Alltag einsetzen können?

a. Durch ein Heimtraining mit Smartphone-basierten Biofeedback-Geräten.
b. Durch den überwiegenden Einsatz von auditivem statt visuellem Feedback.
c. Durch Selbstregulationsphasen ohne Feedback und Transferkarten.
d. Durch das Ausfüllen von Behandlungsevaluationen.

5. Welches Behandlungsprotokoll stellt das am verbreitetste Standardprotokoll des Neurofeedbacks dar?
   a. fMRT-Neurofeedback
   b. LoRETA-Neurofeedback
   c. EEG-Frequenzbandtraining
   d. Training der Bereitschaftspotenziale
6. Schmerzstörungen mit muskulärer Beteiligung können am besten durch die Nutzung des folgenden psychophysiologischen Parameters im Biofeedback behandelt werden:
   a. Blutpulsvolumenamplitude
   b. Level der elektrodermalen Aktivität
   c. Hauttemperatur der distalen Fingerglieder
   d. Amplitude im Elektromyogramm
7. Welche Biofeedback-Methode wird zunehmend bei verschiedenen körperlichen und psychischen Störungsbildern zum Wiederherstellen einer autonomen Balance eingesetzt?
   1. Herzratenvariabilitäts-Biofeedback
   2. Vasokonstriktionstraining
   3. Neurofeedback mit Cue Exposure
   4. Neurofeedback mit Training langsamer kortikaler Potenziale
8. Der Einsatz von Neurofeedback ist bisher am besten für die Behandlung des folgenden Störungsbildes untersucht und evaluiert:
   a. Aufmerksamkeitsdefizit-/Hyperaktivitätsstörung
   b. Posttraumatische Belastungsstörung
   c. Stressinkontinenz
   d. Fibromyalgie
9. Die Biofeedback-Behandlung kann auf der Seite des Patienten problematisch sein, wenn dieser ...
   a. ein psychosomatisches Krankheitsmodell bevorzugt.
   b. Entspannungsmethoden prinzipiell ablehnt.
   c. Probleme mit körperlicher Nähe des Therapeuten hat.
   d. eine (komorbide) Depression aufweist.
10. Welche Aussage trifft auf die Planung einer Biofeedback-Behandlung zu?
   a. Neurofeedback bei Aufmerksamkeitsdefizit-/Hyperaktivitätsstörung schließt eine Kombination mit medikamentöser Behandlung aus.
   b. Mit Biofeedback lassen sich andere psychotherapeutische Methoden und Techniken gut kombinieren.

c. Die psychologische Therapie chronischer Rückenschmerzen sollte keine Biofeedback-Behandlungsmodule enthalten.
d. Bei vielen psychischen Störungen besteht die Indikation, Biofeedback als alleinige Intervention (Monotherapie) anzuwenden.

Beantworten Sie die hier abgedruckten Lernkontrollfragen in unserem Continuing Education Portal und sammeln Sie einfach und bequem Fortbildungspunkte der Kategorie D für Fachkräfte im Bereich Psychotherapie (CE). Der Zugang zu zertifizierten Online-Fortbildungen steht Ihnen rund um die Uhr zur Verfügung. Mehr Informationen zu diesem kostenpflichtigen Service finden Sie unter: ce.hogrefe.com

10 Anhang

Parameter der Hautleitfähigkeit (in Anlehnung an Gramann & Schandry, 2009)		
Elektrodermale Parameter	**Art des Parameters**	**Typische Range des Parameters**
Hautleitwertsniveau/ Elektrodermaler Level	tonisch	5–20 μS/cm² (2–100 μS/cm² möglich)
Spontanfluktuationen	tonisch	Anzahl in Ruhe: 3–7/Minute Anzahl bei Aktivierung: 10–15/Minute
Amplitude Elektrodermaler Reaktionen	phasisch	0,01–5 μS/cm²
Latenz Elektrodermaler Reaktionen	phasisch	1–3 Sekunden
Anstiegszeit Elektrodermaler Reaktionen	phasisch	0,5–3,5 Sekunden
Erholungszeit Elektrodermaler Reaktionen	phasisch	Sehr variabel und von diversen Faktoren abhängig. Gemessen als Halbwertszeit im Vergleich zum Anstieg (in Sekunden)

Anmerkung: Hautleitfähigkeitsmaße (in μS) sind von der Größe der Elektroden abhängig.

Parameter der Herzratenvariabilität (HRV)			
Name	**Abkürzung**	**Art**	**Anmerkung**
Standardabweichung der Normal-to-normal (NN)-Intervalle	SDNN	Zeitbasiert (ms oder bpm)	Messstrecken > 5 Minuten und 24 h-Messung Größere Werte = höhere HRV
Quadratwurzel sukzessiver Differenzen der Normal-to-normal (NN)-Intervalle	RMSSD	Zeitbasiert (ms oder bpm)	Messstrecken > 5 Minuten und 24 h-Messung Größere Werte = höhere HRV Weitverbreitetes, stabiles Maß der HRV
Power (mV²) des gesamten HRV-Spektrums	Power	Frequenzbasiert (ms²/dB)	Gesamtvarianz aller NN-Intervalle, steigt mit größerer HRV unabhängig von einzelnen Abschnitten des HRV-Spektrums

Parameter der Herzratenvariabilität (HRV)			
Very low Frequency (0.003–0.04 Hz)	VLF	Frequenzbasiert (ms^2/dB)	Physiologische Ursprünge nicht definitiv geklärt
Low Frequency (0.04–0.15 Hz)	LF	Frequenzbasiert (ms^2/dB)	Messstrecken > 2 Minuten Indikator für sympathische und parasympathische Einflüsse auf die HRV; beinhaltet 0.1 Hz Peak bei Atemtraining mit 6 Atemzügen/Minute (Anstieg bei erfolgreichem Training der Respiratorischen Sinus-Arrhythmie)
High Frequency (0.15–0.40 Hz)	HF	Frequenzbasiert (ms^2/dB)	Messstrecken > 2 Minuten Indikator der parasympathischen Einflüsse auf die HRV, stabiler Indikator für Erfassung der sympathovagalen Dysbalnce
Index der LF und HF Aktivität im HRV-Spektrum	LF/HF	Frequenzbasiert, algorithmisch	Messstrecken > 2 Minuten Häufig verwendeter Quotient zur Erfassung der Anteile sympathischer und parasympathischer Einflüsse auf die HRV. Größere Werte indizieren eine Dominanz des Sympathikus. Steigt auch bei Atmung mit 0.1 Hz (Erfolgreichem RSA-Training)
Kohärenz	–	Zusammenhangsmaß (–1 bis 1)	Beschreibt die harmonische Oszillation von Atemkurve und Veränderungen der Herzfrequenz (1 = perfekte Phasengleichheit; 0 = kein Zusammenhang; –1 perfekt gegenläufige Phasen)